AF871241

BIODINAMICA DELL'OSTEOPATIA

Pediatria Tre

Seconda edizione

James Jealous, D.O.

Per ulteriori informazioni sul Dr. Jealous, si prega di consultare:
https://BiodynamicsOfOsteopathy.com

BIODINAMICA DELL'OSTEOPATIA Pediatria Tre
Copyright © 2025 Samuel James Jealous. Tutti i diritti riservati.

Nessuna parte di questa pubblicazione può essere riprodotta o trasmessa in alcuna forma o con alcun mezzo, elettronico o meccanico, inclusi fotocopie, registrazioni o tramite qualsiasi sistema di archiviazione e recupero delle informazioni, senza il permesso del titolare del copyright, Samuel James Jealous.

ISBN: 979-8-2561-6414-0

Questa è la traduzione del libro originale in inglese. Nonostante siano stati compiuti tutti gli sforzi ragionevoli per fornire una traduzione accurata, non è garantita. I lettori potrebbero dover fare riferimento al libro originale in inglese per qualsiasi informazione critica.

Prima edizione 2025
Seconda edizione 2026

James Jealous, D.O. (1943–2021) ha esercitato la professione di medico osteopata, insegnante e autore per molti anni. Ha dedicato la sua vita alla fondazione e allo sviluppo della metodologia specifica della **Biodinamica dell'Osteopatia**, seguendo gli insegnamenti del Dr. A. T. Still e del Dr. W. G. Sutherland.

Questo è uno dei volumi della serie "Biodinamica dell'osteopatia". Questi manuali sono nati organicamente da una serie di dispense scritte dal dottor Jealous e fornite agli studenti durante i corsi da lui tenuti e da quelli dei suoi insegnanti. Dopo molti anni, ha raccolto le dispense e creato dei manuali di corso individuali, ampliandoli e riscriverli più volte. Dopo ulteriori anni, si sono evoluti ulteriormente fino a diventare dei libri.

Il materiale contenuto in questo libro ha solo scopo informativo e non sostituisce i consigli e le cure del tuo professionista della salute. Si presuppone una conoscenza pregressa dell'osteopatia e si consiglia di cercare insegnanti esperti e competenti che possano aiutarti a comprendere i concetti esposti, in particolare quelli relativi alle eventuali sessioni pratiche. L'autore, il titolare dei diritti d'autore e il titolare del marchio declinano espressamente ogni responsabilità per eventuali decisioni, azioni o conseguenze derivanti dall'uso e dall'applicazione del materiale.

INDICE

L'OSTEOPATIA È UN SERVIZIO

Usiamo le nostre mani...

Per trattare il paziente nella sua interezza.

Per ascoltare i movimenti interiori della vita.

Per trattare tutti i livelli di malattia.

Per assistere nella costruzione della riserva funzionale del paziente.

Per supportare l'omeostasi e la troficità, bilanciando l'attività del sistema nervoso autonomo.

Per esplorare "leggi non formulate da mani umane" (Dott. Still e Dott. Sutherland).

Per cooperare e comunicare con le Leggi della Natura (Dott. Wales).

"Per trovare la salute" (Dott. Still).

Per arrivare al piano di trattamento.

Per arrivare alla diagnosi.

Per aiutare a stabilire un punto di riposo o neutro attorno al quale l'intero possa trovare equilibrio.

Per trovare la causa.

Crediamo...

Abbiamo una capacità innata di guarire.

Il paziente funziona come un tutto.

Il sistema nervoso autonomo gioca un ruolo fondamentale nella malattia e nella guarigione. Struttura e funzione sono una forma di attività.

Il Divino è presente.

La vita va oltre la morte.

C'è un movimento costante verso la normalità.

Siamo qui per servire l'umanità.

La **Normalità** è ...

"Un senso di pace e armonia" (Dott. Sutherland).

Facilità di movimento senza tensione.

Capacità di neutralità.

Senso di totalità nella vita.

Capacità di adattamento e cambiamento senza compensazione.

"L'abilità è proporzionale alla propria comprensione della normalità." (Dr. Still)

STUDI PERCEPTIVI: IL FLUSSO DELL'ATTENZIONE

Il movimento è l'essenza della Vita.

Dove c'è movimento c'è un flusso naturale di Neutralità e Totalità. Il movimento volontario è controllato dall'attenzione dell'individuo.

Il movimento involontario è l'espressione della Totalità. Il movimento involontario è l'essenza dell'osteopatia.

Il flusso di attenzione dal Vidente crea il visto e l'invisibile.

***

La nostra attenzione può essere piuttosto fissa; cioè, manca di movimento.

Lo stato della nostra attenzione condiziona ciò che percepiamo. Ha anche un effetto straordinario sul nostro senso di benessere.

La stasi precede la malattia.

Sia la malattia che il dolore sono correlati all'attenzione statica.

L'educazione allena l'attenzione a convergere, ad andare in un luogo e rimanere lì, fermando il flusso naturale e creando una separazione dalla Salute. Il risultato è solitudine e dolore, spesso invisibili, ma in agguato nel subconscio.

L'attenzione normale scorre come miele caldo.

Quando scorre, è mossa dalla Salute verso la sua causa.

Studieremo il flusso/stasi dell'attenzione e osserveremo il movimento dell'attenzione quando è libera e scorre.

Questo compito richiede concentrazione mentale.

LO STUDIO DELL'ATTIVITÀ DELL'ATTENZIONE

La nostra abilità è proporzionale alla nostra comprensione del normale.

Dott. Le parole di Still ci sfideranno a non guardare alla nostra capacità di trovare lesioni, ma alla nostra abilità di comprendere i normali movimenti fisiologici. Questa conoscenza non si trova nei libri. Bisogna vedere il normale attraverso il potere dell'osservazione.

Qual è il movimento normale dell'attenzione?

Iniziamo il nostro studio osservando la nostra attenzione ...

È focalizzata e fissa su un luogo?

Dov'è il fulcro che controlla l'attenzione? Qual è la causa dell'atto di attenzione?

Scorre dall'interno verso l'esterno ... liberamente ... fissamente ... da dove origina ... tutto questo lo facciamo percependo l'attenzione, mentre funziona o mentre si blocca e si lesiona (smette di fluire).

Lascia che fluisca all'interno di te stesso. Cosa fa? Dove scorre? Si ferma su un pensiero o un sentimento?

Fluisce in un luogo?

Man mano che la giornata passa, di tanto in tanto, prova a vedere cosa sta facendo la tua attenzione e registra l'evento... ricorda, stiamo cercando di capire il normale; cioè, cosa fa l'attenzione quando è libera di esprimere la sua verità, il suo movimento?

***

L'attenzione è una sostanza, un'energia che fluisce dalla Fonte della

Vita e, come tale, è naturalmente 'al lavoro', seguendo l'intenzione del Respiro della Vita.

Quando l'attenzione è libera di muoversi, non si percepisce il tempo, né la morte, né la separazione da nulla, nemmeno dai nemici.

***

Ruby Day ha parlato dell'attenzione come forza. Ha detto che Sutherland insegnava che era più che sufficiente come forza da aggiungere a un trattamento quando si utilizzavano le dinamiche della linea mediana. Mi ha insegnato a sapere quando usare l'attenzione come strumento e quando ritirarla letteralmente affinché non fosse una forza inibitoria. L'attenzione non era mai fissa per più di pochi secondi, e solo nel tentativo di accendere la potenza della tensione reciproca e metterla in movimento terapeutico, simile a una fluttuazione laterale.

Quando qualcuno fissa la sua attenzione troppo a lungo, non solo è scomodo per il paziente, ma può lesionare le sostanze viventi. L'attenzione e l'intenzione dovrebbero fluire attraverso tutto e non essere dirette da noi... Il flusso della saggezza farà un lavoro che organizzerà tutto nel flusso del normale.

Una mente neutra non ha intenzione personale. È imparziale, priva di parzialità verso tutte le cose o i risultati, consentendo così il cambiamento automatico della percezione da parte del Fiume della Vita.

Fluisce nel Luogo di Incontro e nel Fiume della Vita.

UN APPELLO AGLI OSTEOPATI PENSANTI DELLA PROFESSIONE

Dobbiamo permettere alla professione osteopatica di essere schiavizzata dal trust medico? ... Come padre della professione, sto facendo un appello internazionale... Ho sventolato la bandiera della libertà osteopatica oltre quarant'anni fa... Non permettete che venga calpestata ai piedi del nostro nemico. ... L'osteopatia è ancora nella sua infanzia. Ho solo portato avanti i principi e la verità, che ho consegnato alla professione, che ha la saggezza e abbastanza integrità morale da non offrire alcun compromesso... SE non possiamo avere i principi osteopatici puri insegnati nelle nostre scuole, spero... costruiremo una scuola internazionale che non offrirà compromessi...

A. T. Still

Citato da una lettera del Dr. Andrew Taylor Still indirizzata al presidente della American Osteopathic Association nel 1915. Stampato nell'Annuario A.O.A del 1948.

INTRODUZIONE

I principi dell'osteopatia sono emersi con il Dr. Still e si sono sviluppati nelle mani di uomini e donne coraggiosi in tutto il mondo, da quando ha osservato le leggi naturali all'opera nei suoi pazienti e nel mondo intorno a lui. I medici che lo seguirono dovettero nuotare controcorrente rispetto alla medicina allopatica organizzata e alle loro stesse tendenze interiori a pensare 'contro' le lesioni e a non ascoltare la Totalità della Salute.

La battaglia tra la mente interna, affascinata dal trovare lesioni, e le realtà più profonde dell'osservare le forze terapeutiche interiori e la Salute, è in effetti una storia che separa gli osteopati tradizionali dai pensatori osteopatici allopatici più blandi.

Se capisci cosa intendo, sei anche consapevole che questa orientazione mentale verso le realtà più profonde sotto le tue mani richiede disciplina e conoscenza, e impone di cambiare te stesso per comprendere le profondità della filosofia e della pratica di Still... questo cambiamento permea tutti gli aspetti della vita, non solo la pratica... è un risveglio alla "voce" della nostra Salute.

Questo viaggio che intraprendiamo verso l'essere un osteopata completo e senza compromessi non finisce mai, ma i paesaggi che attraversiamo sono pieni di bellezza e maestosità... uno di questi paesaggi è il mondo dinamico dei bambini e il loro sviluppo. Per arrivare a questa geografia, si viaggia attraverso una varietà di terreni, ognuno unico e autosufficiente... il nostro compito è comprendere la guarigione nel contesto dell'intero paziente e della sua interfaccia con la vita, non le nostre sovrapposizioni dottrinali... per vedere la saggezza della natura bisogna essere fermi... sincronizzarsi con il suo respiro creativo e muoversi al ritmo delle sue intenzioni man mano che si manifestano... momento per momento, in una direzione di facilità.

Gli strumenti di cui abbiamo bisogno sono "incorporati" ma sepolti nel nostro subconscio, lontani dalle nostre abitudini quotidiane. Essere immobili non è facile per la mente istruita, che è modellata e sinapsata dall'ambiente delle società moderne ... in realtà impariamo a non ascoltare ma a reagire internamente alle parole che sentiamo, come se stessimo sempre confrontando la nostra conoscenza con ciò che ascoltiamo piuttosto che ascoltare più completamente per conto di chi parla, che sia un paziente, Madre Natura o il Divino ... i bambini, non mascherati da "standard" tediosi, si avvicinano alla vita cercando il nuovo ... qualcosa mai visto prima ... qualcosa di fresco. Da adulti sovrapponiamo teorie ai movimenti della vita, ignari di essere ciechi e sordi alla maggior parte della realtà.

Essere fermati dal fulgore di un bambino è la bellezza che agisce su di noi, per centrarci.

Mentre siamo trasformati da questa Salute, diventiamo sincronizzati con il respiro attraverso tutto ... una dolcezza raramente trovata in se stessi.

Questo svela una nuova coscienza.

Poi il ritmo del movimento del processo di guarigione diventa evidente.

Questo è essenziale per il trattamento dei bambini nei loro termini, piuttosto che per la correzione delle restrizioni palpabili. Questi principi permettono di incontrare la scienza dello sviluppo che i bambini sperimentano, piuttosto che un modello adulto di lesioni biomeccaniche.

La scienza dello sviluppo è chiamata embriologia. La forza misteriosa dietro lo sviluppo è biodinamica (vedi Blechschmidt) o, come la chiamiamo noi, Respirazione Primaria (vedi Sutherland). Queste due scienze hanno un seme comune da cui germogliano ... questo movimento di sviluppo è l'interesse principale di questo testo.

Come crescono i bambini ... come guariscono ... questa è la nostra ricerca e interesse.

Mentre esploriamo, dobbiamo, per necessità, sfidare il modello biomeccanico, non con malizia ma per il bene della scienza e della chiarezza, rendendoci conto che bisogna abbandonare la vecchia pelle in se stessi per sentire la nuova. I bambini sono esploratori per natura ... abbandonano e riformano mentre si avventurano nel paesaggio della vita ... si protendono verso il nuovo, piuttosto che ritirarsi ... Sutherland/Blechschmidt/Still avevano tutti questa calma ricerca della Totalità ... è all'interno di questo quadro che questo scritto avanza.

I risultati clinici ti dimostreranno che i cambiamenti che fai ne valgono la pena.

CENTRATURA INFUSA

Il dottor Still scrisse:

"La solennità prende possesso della mente, ... un sorriso d'amore corre sul volto, ... il flusso e la marea del grande oceano della ragione, le cui profondità non sono mai state sondate, si gonfiano nel tuo cervello in fermento ... mangi e bevi, e mentre stai in silenziosa meraviglia, appaiono soli (dove non hai mai visto nemmeno una stella) brillanti con i raggi della saggezza di Dio, come mostrato nell'uomo e nelle leggi della vita ... eterno nei giorni ... e vero come la mente di Dio."

Autobiografia di Andrew T. Still, pagina 152

LA VISIONE BIODINAMICA DEI BAMBINI – PEDIATRIA TRE

Pediatria Uno e Due evidenziano le qualità percettive necessarie per vedere nel mondo di un bambino. Abbiamo esplorato il Luogo d'Incontro in entrambi. L'elemento chiave è "essere centrati dalla Salute del bambino." Questo cambiamento percettivo, e la nostra comprensione di esso, richiede pratica. Vedere effettivamente il cambiamento dei nostri sensi è l'abilità fondamentale— vedere quel millisecondo in cui la nostra mente si trasmuta. Questo tipo di consapevolezza richiede una mente contenta e riposata, capace di una consapevolezza precisa e equilibrata. Si vedono i dettagli così come il Respiro della Vita simultaneamente. Questo richiede alcuni anni per svilupparsi e lo farà solo se l'osservatore ama la presenza dell'amore incondizionato che li pervade.

Totalità È Un Altro Tema Che Abbiamo Esplorato.

Come sapete, la mente è dualistica e vuole vedere i "pezzi." Molte volte, il Dr. Still indirizza i suoi ascoltatori verso una totalità. L'embriologia sta lentamente comprendendo il movimento come un unico evento, non come molteplici fulcri che migrano. Quando ascoltiamo un bambino, cerchiamo di "vedere" la trasparenza del tutto al Respiro della Vita. Sentire la Zona B come una goccia, senza distanza.

La Totalità include la Salute nel bambino e nei genitori come uno; il cerchio familiare a cui il bambino partecipa è estraneo a molti adulti.

Gli Endpoint nel Trattamento dei Bambini Sono Acuti, Ma il Continuum È Duraturo.

In generale, tendiamo a sovratrattare e sottodiagnosticare i bambini. Quando la natura della forza terapeutica cambia, allora abbiamo finito ... non quando tutte le lesioni sono scomparse o abbiamo l'espansione della Totalità, come facciamo negli adulti.

I Bambini Hanno un Neutro Intrinseco, Molto Diverso da Quello degli Adulti.

Hanno quasi sempre mantenuto questa qualità ... la chiamiamo il Neutro del Deserto perché è aperto alle "stelle". Allora perché hanno bisogno di aiuto? In effetti, abbiamo tutti bisogno l'uno dell'altro, poiché siamo uno. Usare aiuti esterni è normale.

In Pediatria Tre promuoveremo l'uso delle decisioni e dell'azione diretta da parte del clinico ... una competenza pericolosa a meno che non sia combinata con un senso della totalità della vita (Cielo). Non ci ritiriamo nella nostra testa ma manteniamo il rispetto e la compagnia del Luogo d'Incontro. L'applicazione della forza non è mai strutturale, solo l'uso della propria attenzione e facilità ... come vedrai.

LA QUIETE DEL TERZO LIVELLO E IL LUOGO D'INCONTRO

Il Luogo d'Incontro è facilmente frainteso.

Il nostro osservatore deve essere così fermo e neutro che il processo possa essere visto mentre accade.

Vedere il processo mentre accade è la chiave di ciò che speriamo di presentare nell'idea di un Luogo d'Incontro.

Questo è un evento che vogliamo che tu veda direttamente, mentre accade. Innanzitutto, sai bene che la Quietudine di Terzo Livello non è un fine a sé stante ... è un luogo dove si attende di essere guariti.

Aspettare qui è riposante ... neutro; non si è coinvolti nell'attesa.

Il riposo implica la sensazione di essere accuditi, trattati come ospiti ... non come padroni di casa.

Quindi si arriva al Luogo d'Incontro e si diventa Neutri ... ciò significa che non si trattiene la quietudine, ma la quietudine trattiene la mente in uno stato di estrema concentrazione, dentro di sé.

Molte persone mi fanno domande, e vedo che alcuni hanno compreso il trattenere la quietudine. Trattenere la quietudine è il Livello Due.

Al Livello Tre, la quietudine ti trattiene e ti centra ... ti senti pacificamente distaccato dal lavoro di essere "centrato nella quietudine."

Una mente neutra non sta facendo nulla per promuovere il successo.

La mente è chiara, indisturbata, equilibrata nella conoscenza della creazione e della volontà. Si è chiari che si verrà accolti ... ma non in modo prevedibile.

L'ospite è la persona della Respirazione Primaria ... una presenza vivente, non amore non incarnato ... l'ospite è il maestro meccanico che il Dr. Still venerava ... il papà a cui Sutherland si sentiva vicino ...

Come appare l'ospite?

Nei bambini, vediamo la presenza direttamente, a causa della loro trasparenza al movimento incarnato della Salute ... quando l'amore che si incarna è visto ... in un millisecondo siamo trasmutati. Siamo ricreati ... Negli adulti la storia è un po' diversa ... riesci davvero a vedere questo?

Quindi ... si aspetta senza alcun senso di responsabilità, nessuno ... semplicemente riposando ... pacificamente, sollevati dal fatto di essere a casa ... la proprietà dello scopo e dell'intento è terminata.

L'attesa diventa pazienza ... si può sentire "Non mi sono creato da solo o le mie lotte" ... il senso di essere creati, non auto-propulsati, cresce man mano che si ripetono i periodi di riposo e si inizia ad amare essere un ospite senza pretese, mentre si realizza che l'ospite sa anche più di noi su noi stessi. Poi la presenza di questo amore incarnato ci tocca e ci centra, affina la coscienza, e i sensi vengono convertiti ... siamo una persona nuova e molto diversa da quella che si è seduta nella Quietudine di Terzo Livello ... siamo stati trattati dal medico perfetto ... e il risultato è una sorpresa ... funzioniamo oltre i nostri mezzi ... siamo centrati, trasmutati, trasparenti e privi di egoismo.

La cosa che voglio che tu veda direttamente è ... la presenza dell'ospite e cosa fa a te con la sua presenza ... riesci a vedere il processo di come ti centra ... non l'effetto, ma l'evento del tuo essere toccato e guarito in modo da poter funzionare in un mondo ancora raro per la nostra natura. Vedi il punto ... il fulcro che muove questo cambiamento ... non la quiete ... ma la presenza di un maestro al tuo servizio.

È facile vedere l'evento in questo modo: ero fermo, poi ho visto la Salute nel bambino. Questo non è il punto ... togli le 'I' dalla frase, in modo che l'ego non possa ingannarti in una realtà minore ... c'era una Quietudine di Terzo Livello. Ho iniziato a riposare, poi il riposo è cresciuto ... non ero solo ...

Ho riposato di più ... senza usare i miei sensi per vedere cosa stava accadendo ... il cuore è diventato calmo ... c'era una presenza amorevole che ha oscurato il mio desiderio di "essere" ... poi sono stato trasformato in una persona che apprezzavo ma che non era il mio solito io ... un'altra persona, trasparente al movimento dell'amore nella creazione di tutto ... dopo essere stato trasformato e mantenuto in quello stato dalla presenza del maestro ... ora potevo vedere la bellezza e l'intenzione del suo amore ... la meccanica della quale non potevo comprendere ... Il trattamento è stato breve e non qualcosa che potevo riprodurre.

In qualche modo la conoscenza acquisita non ha aggiunto alla conoscenza che già avevo, ma ha creato un amore e una dipendenza che erano senza paura di fronte all'ego e alle sue storie ... era umiliante al punto di riconoscere la mia ignoranza come un luogo significativo.

Il punto è vedere la guarigione su di te mentre accade. Perché è così difficile?

Una risposta potrebbe essere che non stiamo riposando nella Quietudine di Terzo Livello... e quindi la storia non viene vista perché accade a una velocità e in un luogo dove, se non diventiamo neutri e non riposiamo, non vedremo l'evento principale che questo insegnamento sta cercando di esprimere.

Dott. Becker ci ha insegnato, come hanno fatto Still e Sutherland... "è la Divinità che ci centra" (1965, Dr. Becker).

Stiamo seguendo un'eredità, e ci ha portato a un grande oceano dove embriologia, creazione e osteopatia si incontrano... questo non è facile...

Cambierà la tua vita in Vita.

Oppure... incontrerai l'ego, e il suo potere ingannevole ti farà essere sicuro di essere sulla strada giusta.

Siamo dipendenti dal movimento incarnato Divino dell'amore per trasmutarci... per ricrearci come siamo stati creati per essere. Mentre questo accade, diventiamo più consapevoli del potere dell'ego su di noi... ora iniziamo una nuova fase della vita... essendo benedetti da un discernimento che è a doppio taglio... uno che possiamo sentire, una presenza amorevole, più intima; e possiamo, con la stessa luce, vedere il ruolo del nostro ego nelle nostre vite... allora la Neutralità assume un altro significato... uno di non cercare di uccidere il nemico dentro di noi ma di trattarlo come il maestro fa con noi...

Grazie ...

Come pratica, possiamo studiare la Quietudine di Terzo Livello, il Luogo d'Incontro, la mente neutra, il riposo, la presenza, il tocco su di noi, e la nuova persona e senso di sé che sorgono e sono sostenuti dal maestro.

LA QUIETE DEL TERZO LIVELLO IN PEDIATRIA TRE

Ci muoviamo più in profondità nella Quietudine di Primo, Secondo e Terzo Livello attraverso la nostra risposta a ciascuna di esse. Quando iniziamo a preferire la quietudine al nostro chiacchiericcio interiore e alle nostre formulazioni, matura in noi un discernimento che svela nuovi tipi di quietudine. Costruire una relazione con la Totalità della Vita richiede una dipendenza consapevole continua che nutre e crea l'esistenza continua di una persona.

Mentre viaggiamo in questo paese inesplorato, incontreremo espressioni sia positive che negative che ci sorprenderanno. Stiamo incontrando il nascosto in noi stessi ... in questo mondo subconscio c'è sia bellezza che una bestia ... la Salute e l'ego ... questo non è motivo di allarme, se si realizza che qualunque cosa accada è guarigione e noi non siamo il potere che guarisce. Siamo neutri rispetto a ciò che arriva... in un certo senso siamo impotenti, e lo stiamo scoprendo. Siamo tenuti nella mano dell'Amore.

Questo svelamento ci offre delle scelte... potere o amore. Se scegliamo di lasciare che il dispiegamento avvenga, allora lottiamo per ancorarci nella prossimità di una quietudine che abbiamo trovato, finché non diventa una compagna. La sincerità di essere Neutri matura.

Mentre riprogrammiamo i nostri sensi, appare una nuova quietudine, e la vecchia quietudine sembra meno potente.

Questo cammino lungo il sentiero verso casa è uno degli assoluti che diventano relativi... la magnitudine della potenza della quietudine aumenta fino a diventare feroce nella sua trasmutazione del nostro essere. La Quietudine di Terzo Livello è così potente e intensa che cambia immediatamente (in pochi secondi) chi e cosa si è. Ci centra, converte i nostri sensi e li mantiene al centro. La scena davanti a noi è un sollievo, poiché la stanchezza e un falso senso di responsabilità svaniscono, così rapidamente che non viene mantenuta alcuna memoria... tutto ciò che si sa è il senso di essere creati, ora, insieme a tutto il resto.

La straordinaria conversione dei sensi è avvenuta misericordiosamente attraverso il potere della Quietudine di Terzo Livello ... ora l'intera idea di sforzo si inverte in una vera dipendenza ... questo crea poi una nuova storia personale, e appare una nuova storia ... una che è sempre stata presente ... solo nascosta dalla nostra consapevolezza. Ora la scelta non è desiderata. Si è conosciuti come amati dall'Amato; ancora una volta la distanza si riduce ...

La Quietudine di Terzo Livello è un paesaggio. Per attraversarlo, dobbiamo impegnarci nel compito di attraversare un "paese inesplorato" ... sentieri e scenari dimenticati ... viaggiamo nudi, trasparenti al mare intorno a noi ... La sensazione della "Casa Sotto il Mare" diventa lentamente il nostro senso dell'essere ... il soma inizia a riformarsi, giustapposto allo spirito della casa e distanziandosi dal caos della "Casa di Babele" ... attraversare le grandi pianure di questo nuovo paesaggio cambia il modo in cui si "lavora" ...

Ci si ancora al mare silenzioso senza essere persuasi o distratti né da buone intenzioni né da paure. Ci si aggrappa ad esso come a un dominio.

All'inizio, bisogna usare disciplina e concentrazione per rimanere qui. Il passato e il futuro finiscono a questa soglia.

La stanza dietro il proprio respiro diventa una stanza grande come il mare. Il respiro non è in loro, ma attraverso tutto... il modo di pregare e meditare si sposta verso la presenza esterna della vita e la presenza interiore di un rifugio per la nascita.

Si *ricorda* più di quanto si *faccia.*

Questa Quietudine di Terzo Livello, se coltivata come realtà, maturerà e svelerà la verità nelle nostre relazioni con i bambini.

Quando siamo incontrati da questa bellezza, la potenza del flusso in noi provoca un grande cambiamento nel nostro mondo interiore e nel nostro essere. I nostri sensi si collegano alla Salute, e vediamo, udiamo, annusiamo, tocchiamo e assaporiamo un nuovo mondo che ci sta anche percependo. Questa inversione dei sensi è chiamata conversione spirituale del sensorio più temporale in uno orientato alla Salute e all'Eternità.

Siamo mescolati con il flusso della creazione ... qui in questo luogo di creazione, a volte si vedono gli angeli, o ci si sente come in un globo di vetro riempito di silenzio che non è alterato dai movimenti del tempo o della civiltà ...

Si entra in una sala d'attesa piena di Quietudine di Terzo Livello ... si aspetta ... si diventa neutri, attivi senza fare ... un bambino ti guarda ... lo sguardo è visto, avviene un incontro. L'incontro fa sì che l'amore si manifesti ... il silenzio cresce fino a proporzioni angeliche (Quietudine di Quarto Livello) ... fuori, il movimento della tempesta sta sballottando tutto (la lesione, le distrazioni), ma lo spazio dell'eternità è intatto dal passaggio di questi eventi ... si è protetti dalla tempesta. La tempesta è la natura umana ... la tua così come quella degli altri.

L'evento è la Totalità e l'Eternità intrecciate nell'incarnazione.

Ci sono una varietà di eventi che causano la conversione dei sensi ... a volte un suono da un bambino, un sorriso, la gioia della loro libertà; a volte ci guardano attraverso e ci introducono alla nostra Salute. Il compito a cui stiamo puntando qui è vedere il momento della conversione... vogliamo vederlo accadere, vederci attraversare il ponte... non basta vedere l'effetto, il risultato... riesci a vedere la trasmutazione della tua percezione mentre avviene?

Questo farà tutta la differenza nel modo in cui rendi questo stato dell'essere più parte di chi sei... costruisce un tipo specifico di umiltà e memoria che elimina la sensazione di avere una "abilità" che sia in qualche modo indipendente dalla Marea Divina di innocenza, amore, e il suo dono per te della vita... tutto quanto.

Grazie.

Lettura consigliata:

"Be Still and Know." Questa è una dedica a William G. Sutherland, D.O., presentata a Filadelfia, Pennsylvania, il 22 settembre 1965, da Rollin Becker, D.O.
Ecco le prime righe. Trova l'intera presentazione e leggila lentamente. È inclusa in *Life in Motion: The Osteopathic Vision of Rollin E. Becker, D.O.* A cosa sta puntando il Dr. Becker?

> Il tema di questo documento è il riconoscimento continuo della necessità di "essere fermi per conoscere" attraverso il Canale più diretto possibile, quello di essere più vicini al tuo Creatore che al semplice respiro materiale. Dovrebbe anche avere come supplemento al titolo, "Stai fermo e conosci, una ri-dedica a William G. Sutherland." Quando si pensa a una dedica a un uomo che ha dato un grande servizio all'umanità, c'è la tendenza a pensare che sia qualcosa che è accaduto quando era vivo e che questo sia un nuovo giorno, pieno di nuove scoperte. Una ri-dedica, d'altra parte, è una cosa vivente, un'esperienza continua, una comprensione che si dispiega, e la promessa di verità maggiori a venire. ...

UNA VOCE PICCOLA E SILENZIOSA

Dott. Becker si riferiva a queste parole molte volte. Insisteva nel non aggiungere nulla a ciò che la Marea trasmetteva. Ci ha chiesto di "stare fermi e sapere che io sono Dio" (Salmo 46:10, KJV).

Dott. Becker stava trasmettendo profonde verità dalla saggezza antica dei profeti. Il Salmo 46 è di Re Davide quando viene reso muto dalla mano di Dio. Dio gli parla e lo calma. È importante sapere che il "rimanere calmo" in questo caso non era un atto di volontà umana. Era uno stato altamente elevato di riconoscimento di un individuo da parte di Dio, portando quella persona all'unione e all'illuminazione. È lo stato di essere più sacro, in tutte le tradizioni.

Intorno all'800 a.C., Elia, un povero abitante del deserto, entra nel gregge della tradizione giudeo-cristiana. Ovviamente era impoverito per scelta, come gli abitanti del deserto che lo seguirono anni dopo. Era vestito per la sopravvivenza. Non era un sacerdote. Era senza casa, povero e trasandato.

La credenza degli ebrei in quel tempo era che Dio avrebbe parlato solo ai leader religiosi. C'era una gerarchia rigida che si doveva riconoscere per essere alla presenza di Dio. C'era una credenza nei "pochi eletti." Elia affrontò queste disuguaglianze.

Ha detto alle masse che Dio era dentro di loro. Che Dio parlava con una voce calma e sommessa dentro il cuore di ognuno.

Ai tempi di Elia, questo era qualcosa di nuovo per la maggior parte delle persone, qualcosa che era contrario a migliaia di anni di tradizione. Elia ci risveglia a un luogo interiore della presenza di Dio ... e a una comunicazione diretta lì ... ciò che chiamiamo coscienza.[1]

---

[1] La parola "coscienza" significa sapere insieme a Dio come uno. Perché il Dr. Becker ci indirizzerebbe qui verso questi antichi insegnanti?

Non è forse questa la Salute, che abbiamo perseguito nella nostra tradizione?

Non ci sono pochi eletti ... c'è una voce ... una voce calma e sommessa ... come possiamo comprendere la voce senza parole ... perché è così piccola, come un embrione? Tutte queste domande trovano risposta dentro il tuo stesso tempio (Salute).

Il passo più grande è essere centrati dalla Divinità ... lasciarsi guarire, ricostruire dall'amore.

Dio è Amore.

LA MEMORIA DELL'ETERNITÀ

Il soma ha una forte orientazione verso il normale.

Generalmente, nella cultura occidentale, ci dividiamo in corpo, anima e spirito. Il corpo, quando è intimo con la Salute, è trasparente e viene chiamato soma. Questa parola proviene dall'antico sanscrito... A mio avviso, la parola trasmette l'immagine di un albero che cresce accanto al fiume della vita.

Quando iniziamo a percepire la Salute e a farne un'esperienza sensoriale, il corpo comincia a desiderare la quiete e l'abbraccio della presenza che la Salute trasmette. Questo è come un faro per il corpo, che lo chiama a una vita sensoriale ricca e completa. Il corpo si innamora della amata Salute. Vuole tornare a casa.

Quando il corpo forma un ricordo delle sensazioni della Salute, si muove naturalmente verso lo spirito della Salute... l'Imago Dei. C'è un movimento costante verso la linea mediana perfetta.

Questo ricordo dell'eternità è sempre presente, ma è spesso oscurato dal ricordo più temporale delle sinapsi cerebrali formate geneticamente e culturalmente.

L'anima è una dualità ambivalente. È la sede dell'ego e dei desideri egocentrici. Quando il corpo si muove verso lo spirito, l'ego lotta per mantenere il suo dominio sul corpo. La mente-cervello appare quindi più agitata, perché lo è. Il dominio di anni è ora messo in discussione, non direttamente, ma l'ego non vuole perdere il suo regno.

Quando lavori con i bambini, devi ricordare che ciò che loro "sono" è anche in te... ecco alcuni suggerimenti che mi hanno aiutato:

Non resistere all'ego, se non con maggiore quiete e dipendenza dal Divino.

Quando posi le mani su un bambino, chiedi alle tue mani di ricordare la sensazione della Salute, la sensazione dell'eternità. Le mani vogliono andare lì ... la psiche non sarà molto d'aiuto, poiché teme la dissoluzione della sua esistenza.

Lascia che le tue mani siano embrionali ... usa la bellezza dell'embrione per ricordare alle mani.

Regola la tensione finché non senti la bellezza. La tensione nelle tue mani proviene dalla forza di volontà.

Ricorda che siamo trasparenti al movimento del Respiro della Vita, che è Amore.

UN BAMBINO NORMALE

Non hanno struttura, solo forma, morendo e diventando.

I bambini sono una dinamica vivente, non una struttura statica. Non siamo come gli alberi, che aggiungono strato su strato. Questa forma in continua evoluzione non è l'aggiunta di sostanza a un'infrastruttura anatomica che si espande... i cambiamenti avvengono mentre le vecchie forme muoiono e la nuova forma viene impressa nel Corpo Fluido.

L'immagine e il modello di dispiegamento appaiono al concepimento. La vita è il dispiegamento del progetto ... se ... il Corpo Fluido è sano e vitale. Questo significa, tra le altre cose, che può riequilibrarsi e stabilire il neutro mentre oscilla dal vecchio al nuovo. Il cambiamento è alimentato dalla potenza (fuoco) della Respirazione Primaria e Toracica (fuoco). Attraverso questo, si raggiungono traguardi che esprimono la dinamica in movimento.

Pensa alla differenza tra un treno che passa mentre lo guardi ... e uno che è fermo sui binari.

I bambini formano due milioni di sinapsi al minuto durante i loro primi anni

... due milioni. Questo tipo di velocità avviene sotto le nostre mani, con tale precisione e totalità che, a meno che non cambiamo il nostro pregiudizio osservativo, perderemo l'osteopatia in azione.

I bambini non sono mai gli stessi per due giorni di fila ... osserva e vedrai il dramma dello sviluppo ... cambiano e si adattano alla costante "novità" ... facendo sembrare gli adulti come motori bloccati. Questi processi continuano per tutta la vita. Pensa a come cresci come adulto ... dipende dalla tua capacità di essere Neutro.

Il Primo Respiro

Questo commento riguarda i segni vitali osteopatici relativi al primo respiro e come quel respiro crea slancio per problemi di salute presenti e futuri.

Poco è stato scritto su questo argomento, ma l'insegnamento orale è stato tramandato per decenni. Tutti i corsi di base a cui ho partecipato (dodici) hanno menzionato il primo respiro.

La persona che mi ha fatto più senso è stata il Dr. Fulford. Si è concentrato sulle conseguenze a lungo termine nei bambini che non avevano completato il primo respiro—quelli che erano desincronizzati per l'unità di tutti i respiri che diventano uno quando entriamo in questo mondo.

Dalla sua direzione e intuizione, ho approfondito questo argomento in molti modi per molti anni ... l'ho utilizzato per trent'anni ... è una conoscenza molto pratica, nonostante le sfumature spirituali.

Il primo respiro terrestre di un neonato è sempre un momento di meravigliosa bellezza e sollievo.

La totalità del movimento dei respiri attraverso il parto nel suo insieme crea un individuo allineato consapevolmente con la Salute e in grado di funzionare liberamente. Queste parole provenienti dal Dr. Fulford erano poche e preziose.

Cosa intendeva?

La mia comprensione, mentre parlavo con lui, si basava sulla mia conoscenza del percorso mistico che aveva seguito e su cosa significassero le parole "intero," "individuo," "allineato consapevolmente," e "dotato di libero arbitrio" nel mondo interiore ...

I bambini sono straordinariamente completi, interi e liberi. Si sviluppano dal progetto di vita stabilito al concepimento. Affinché lo sviluppo possa svolgersi continuamente, si deve avere un fulcro ben stabilito tra la Respirazione Primaria, la respirazione toracica e l'accensione.

Al momento del primo respiro dopo la nascita, le esigenze della vita aumentano notevolmente ... l'accensione crea più fuoco, la Marea orchestra, la Quietudine Dinamica si riversa attraverso la linea mediana, e mentre l'aria si precipita nei polmoni, un respiro è fissato nel tempo mentre l'eternità arriva a riva. La sensazione è di Totalità, non di parti. Se si percepiscono parti, allora c'è una lesione.

Essere un individuo, nella terminologia del Dr. Fulford, significa seguire il destino dello sviluppo, non le immagini mondane. Il viaggio per il Dr. Fulford era ascoltare l'amore dietro la creazione e seguire la sua voce. Il risultato di questo duro lavoro sarebbe che uno diventa ciò per cui Dio li ha creati, non ciò che la genetica e l'ego potrebbero sovrapporre.

Il primo respiro stabilisce la memoria e l'unità vitale che porta il nome di una persona. Se il primo respiro è debole, la nostra lotta per conoscerci potrebbe essere prolungata e la maturità spirituale ritardata (prolungando il senso di isolamento dalla vita). Essere consapevolmente allineati significa, nel contesto del suo lavoro, essere consapevoli della volontà Divina e avere un bisogno istintivo di essere in presenza di amore e perfezione. Questo è il Sé del sistema immunitario.

Il libero arbitrio, come lo definiva il Dr. Fulford, è quando non si è schiavi di abitudini o credenze. Si è liberi di essere spostati dal movimento della mano del Creatore. Si è liberi di alleggerire il carico della sofferenza del mondo. Si è distaccati, imparziali verso tutto, neutri e reattivi al dispiegarsi dell'amore di Dio. Questo non è un andare alla deriva senza criterio... è l'amore che incontra l'amore senza un risultato preconcetto. È senza paura di fronte alla propria timidezza.

Nella visione biodinamica, il primo respiro è relativo, non assoluto.

Il primo vero respiro è al momento del concepimento o prima. Ovviamente la Respirazione Toracica (scambio metabolico di O2) inizia molto prima della nascita.

La presenza della Respirazione Primaria che guida il concepimento è un principio biodinamico che emerge sia dall'osteopatia che dall'embriologia.

Il respiro della nascita è il primo respiro terrestre e, idealmente, toracico, primario e l'accensione si muovono insieme come uno.

Pensa alla capacità della Zona B di svolgere il suo lavoro, di realizzare il dispiegamento del progetto della vita, se il primo respiro è desincronizzato e indebolito. Può seguire l'effusione del movimento della vita mentre cresce, se non ha il potere di farlo?

Il primo indizio di ciò, se non sei addestrato a vederlo attraverso le dinamiche del Corpo Fluido, è la lentezza nel rimodellamento della testa dopo la nascita.

Questo dovrebbe essere un campanello d'allarme che c'è un problema nel nucleo. Non plagiocefalia... ma un ritardo nel rapido rimodellamento della testa dopo la nascita... A settantadue ore la testa dovrebbe essere rimodellata. Per molti, ventiquattro ore sono sufficienti.

Al concepimento, l'immagine Divina è insufflata nel protoplasma (argilla). L'immagine perfetta è creata, e la chiamiamo Salute. Questo è un punto di riferimento per il normale che è indispensabile per la guarigione e lo sviluppo. Senza questo, la vita non avanza. Stagna.

Il protoplasma è la prima sostanza modellabile che può contenere un'immagine (Oxford English Dictionary) e l'immagine è infallibile nel suo tempismo e nella sua geometria. L'iscrizione è immortale. Questo è, per me, il primo respiro... alcune madri lo sentono mentre concepiscono.

Questo potrebbe essere chiamato il primo respiro assoluto.

La riflessione su questo supera la storia scritta della vita umana.

Ognuno di noi deve riflettere su queste verità alla luce dei risultati clinici e personali che sperimentiamo giorno per giorno nel nostro lavoro.

In pediatria, torneremo su questo argomento, poiché è molto importante sapere cosa è normale per un bambino, perché la Respirazione Primaria è così diversa negli adulti.

NASCITA

Fuoco

Accensione

Respirazione Toracica

Respiro Divino

Un Respiro

L'Incarnazione si Sviluppa

Uno Nasce.

UN RESPIRO

Pratico

Valutare la connessione tra il Movimento dell'Eternità, la Respirazione Toracica e la Respirazione Primaria in un adulto.

C'è un solo respiro?

Se no, riequilibrare andando verso la Salute e aspettando nella luce.

LA FIAMMA DELL'INTENZIONE

Uno degli obiettivi del Dr. Sutherland era comunicare con la Marea. Come sapete, ha lavorato a lungo e duramente per liberarsi dai "sensi fisici", come li chiamava. Mentre lo faceva, si aprivano nuovi orizzonti. Cominciò a riconoscere la Marea come un effetto di un'intelligenza suprema e amorevole. Poi si rese conto che la volontà e l'intenzione di Dio potevano essere realizzate.

Questo risveglio non avvenne dall'oggi al domani; fu l'effetto di un grande sforzo per pensare indipendentemente da ciò che sapeva. Fu anche il risultato della fede nella Marea e dell'essere abbastanza neutro da lasciarsi centrare da essa.

"Pensare l'osteopatia" ci conduce in nuovi paesaggi. Mentre entriamo in questi luoghi, siamo guariti dalla presenza della Marea. Questa guarigione trasforma il nostro senso da una funzione convergente riduzionista materialistica in un senso riconnesso alla Salute, e vediamo la vita in un modo molto diverso. Quando avviene questo cambiamento, a volte cominciamo a vedere che il mondo è trasparente al Respiro della Vita... che tutto si muove da un'unica fonte eterna. Amore e creazione eternamente in movimento. Questa realizzazione è un bellissimo shock, uno che cambia il nostro modo di pensare e il nostro senso di normalità.

Questi cambiamenti non sono automatici; bisogna desiderare meno caos interno e voler essere guariti. Questo richiede una fede pratica nella Marea, una fiducia che permette il cambiamento, un cambiamento che non è prevedibile.

L'ego, nella sua pigrizia, resisterà, e così ci vogliono molti anni per trovarsi vuoti di ostinazione e pieni di una gioia morbida, silenzio, pace e neutralità.

Una relazione con il motore della Marea aiuta molti pazienti, che altrimenti trarrebbero molto meno beneficio da qualsiasi altro metodo disponibile oggi in medicina. Permette anche di entrare nel mondo dei bambini, che è clinicamente anni luce avanti rispetto ai formati più rigidi.

La "fiamma dell'intenzione" è una forza terapeutica che può essere vista in ogni paziente (come la Marea permette). Può comunicarci l'intenzione del Respiro della Vita. Rivela anche uno sguardo preciso sulla sua "abilità chirurgica non invasiva" simile a un laser a livello cellulare. La fiamma comunicherà chiaramente la sua intenzione e dimostrerà quell'intenzione senza che tu aggiunga alcuna intenzione tua, se non l'attenzione alla fiamma.

L'intenzione non è una conclusione da ciò che vedi, ma una trasmissione dalla saggezza della fiamma.

LA FIAMMA

Pratico

Nota che tutto è trasparente al Respiro della Vita. C'è un vento che passa attraverso tutto. È il movimento della creazione, il movimento eterno dell'amore Divino.

Se questo non è facilmente percepibile, guarda fuori nella natura per un po', poi al paziente, con una visione divergente, una visione che non si concentra da nessuna parte. Se questo non aiuta, siediti nella Quietudine di Terzo Livello per un po', e lascia che ti aiuti a raggiungere una Neutralità dei sensi. Fidati del tuo giudizio. Se è una fantasia, allora il trattamento non funzionerà.

Prendi il rischio di fidarti di ciò che vedi e abbraccialo.

Vai dal paziente e posiziona le tue mani sulla fiamma. Stabilisci un contatto sensoriale e modella le tue mani alla forma, con il dito più lungo che tocca la punta della fiamma.

Segui fisicamente la fiamma e ascoltala... concentra la tua attenzione con grande cura.

Dimostrerà un trattamento a molti livelli.

Si fermerà senza rendere il paziente perfetto.

La fiamma non si spegne ma si ritira in una luce liquida.

Il trattamento continua per molti giorni. Prova a prevedere quanto durerà. Lascia riposare il paziente.

Totalità è una parola senza significato.

Totalità è bellezza radiante con la presenza Divina. La Totalità esiste solo in un oceano di eternità che porta qualsiasi senso di sé nell'Io Sono di Dio pronunciato in tutto contemporaneamente. L'esperienza eclissa qualsiasi tentativo di definizione. È conosciuta per la sua presenza e per il suo effetto sul testimone.

Come si inserisce questo nell'osteopatia?

L'osteopatia è radicata nella realizzazione di un'Intelligenza Suprema che crea tutta la vita.

L'embriologia che ho studiato in precedenza nella mia vita si è trasformata in un campo della scienza che sta dimostrando, alla mente razionale, la verità dei principi dell'osteopatia del Dr. Still. In precedenza nella mia vita ho studiato la segmentazione embrionale, che dà origine alla funzione integrativa del sistema nervoso autonomo nel suo insieme. La funzione non lesionata del sistema nervoso autonomo è invisibile. Invisibile ma bellissima, spesso dà all'osservatore un senso di pace e armonia tremende, pace e armonia che non sono "in" il paziente ma attraverso tutto.

La consapevolezza del normale è un momento profondamente spirituale quando l'osservatore viene consumato dall'amore. Mentre studiamo la sensazione del normale, arriviamo a un punto in cui la palpazione finisce e il sentire raggiunge in profondità la realtà dietro l'elaborazione delle parti. Arriviamo a una consapevolezza di un tutto omogeneizzato, trasparente alla causa. Il nostro studio della disfunzione del sistema nervoso autonomo ci ha permesso di portarlo in equilibrio, e nel farlo, ci ha esposto a una Totalità raramente vista con qualsiasi strumento scientifico, se non il nostro senso interiore. Still ha detto che la nostra "abilità è proporzionata alla nostra comprensione del normale." Quello che abbiamo visto è quanto questo sia vero. Il nostro obiettivo nel trattamento non può andare oltre ciò che consideriamo "normale" per il punto finale. Nel corso degli anni, ho chiaramente visto i limiti che ho imposto al normale attraverso i miei schemi riduzionisti e le paure di andare oltre i miei limiti. Da quando ho lasciato che la Marea mi centrasse, tutta la paura è stata sostituita dall'amore e dalla dipendenza. Normale è un Mistero. Una grande cosa di bellezza, non uno stato nelle parti. È Totalità, il cui significato trascende la conoscenza. I grandi osteopati (quelli con risultati clinici eccezionali usando solo le loro mani) ci indirizzano tutti verso questa bellezza, questa Totalità. Generalmente i nostri gruppi professionali hanno paura e rifuggono queste realtà. Ho sentito molte voci che provano dolore quando queste idee vengono espresse. Molti sono arrabbiati con qualsiasi idea che non rientri nella loro comprensione... questo atteggiamento è classificato come nevrotico e dovrebbe essere evitato da tutti noi. Ha distrutto e sta distruggendo la professione.

La mia disperazione personale con queste voci è stata alleviata da Bill Johnston, D.O., che ha contribuito molto all'osteopatia. È stato un pioniere nella comunicazione con facilità, totalità, neutro e azione indiretta. Non gli piaceva l'approccio diretto di Magoun. Era ispirato a trovare più guarigione con meno forza mentale e manuale. Dopo che ho tenuto una conferenza sulla morte dell'osteopatia, era molto turbato con me... credeva che stessi condannando la professione. L'ho chiamato e gli ho spiegato che l'obiettivo della conferenza era accettare la morte, non causarla. La nostra discussione ebbe successo e diventammo molto aperti e sinceri l'uno con l'altro. Gli ho chiesto di descrivermi il punto finale del metodo funzionale perfetto di trattamento. Rimase in silenzio... dal suo silenzio emerse una quiete. La pausa tra noi fu lunga. Dopo alcuni minuti parlò: "Non ci crederesti," disse. Non risposi, poiché la Marea mi stava ancora riempiendo. Infine dissi, "Grazie, Bill." Il clic del telefono svanì nell'aria d'amore. Era un insegnante, uno che poteva portarti nell'esperienza. In questo caso, siamo andati in un luogo di Totalità, il punto finale dove la guarigione entra nei regni di ciò che Still ha fatto e ci ha proposto. Bill mi ha mostrato ciò che tutti noi abbiamo in comune come osteopati. Dove tutti noi ci fondiamo dalle nostre porte e pregiudizi separati... lui ed io abbiamo viaggiato in un terreno comune e oltre il punto di ingresso del nostro attrito.

Totalità non è una parola con alcun significato.

Il significato deriva dal testimoniare la Totalità dopo una lunga e personale guarigione dal vivere con le maree della vita. Bill Johnston ha comunicato la Totalità direttamente. La metodologia funzionale e la metodologia biodinamica cercano entrambe di portare la Totalità alla superficie e di trasmutare il velo che le nostre lesioni hanno creato in noi stessi e negli altri. Possiamo dire che il punto finale sperato del trattamento è la Totalità?

Sì... perché il punto finale è bello e sereno, e... no... perché le lesioni fanno parte della Totalità che è presente, che la percepiamo o meno... qui sta la ragione per cui la saggezza non può essere catturata dalla logica o dalla definizione, dove c'è un grande mistero nella vita, e più sai, più conosci i limiti dell'essere umano.

La Totalità non è nelle singole parti, persone o pezzi ... è una realtà unica dietro il velo di diverse.

IL SENSO DI TOTALITÀ DI UN BAMBINO

L'esperienza della Totalità nei bambini è viva. Per gli adulti il ricordo di questo è debole.

I bambini sentono un cerchio familiare e sono intenti a farne parte ... spesso portano gli adulti dentro di esso, e una nuova Zona B è percepita dagli adulti, che trascende la Zona B individuale. Discuteremo questo come argomento e come pratica.

I bambini sono molto consapevoli di cose che molti adulti cercano.

Quando tratti, tieni nel cuore il senso di Totalità del bambino ... lascia che ti guidi verso il tuo stesso ricordo e le dinamiche spaziali della consapevolezza del bambino.

I bambini conoscono anche l'unità della famiglia spirituale formata da tutti i bambini ... hanno persino un linguaggio universale.

Quando trattiamo un bambino in particolare e siamo consapevoli di tutti i bambini che non saranno mai trattati ... che non hanno accesso all'aiuto ... allora apriamo una porta per vedere nel loro mondo ... un po'. C'è molto amore nel "meccanismo" per tutti ... non affollare la consapevolezza di un bambino ... possono guidarti senza rifiutare il tuo aiuto e trattamento.

Ancora una volta, faremo una pratica con questa intenzione ... a un certo punto.

Dovresti trattare gli adulti come bambini.

UN MOMENTO DI GRANDE CAMBIAMENTO

Come molte persone sanno, ho lavorato con Ruby Day, D.O., ogni due settimane a casa sua vicino a dove ho vissuto per molti, molti anni.

È stata con Sutherland dal 1938 fino alla sua morte. Ha insegnato con lui ed è stata membro del suo gruppo di studio privato. Dopo la sua morte, si rifiutò di seguire Magoun e rimase ai margini. Era un medico di campagna in una piccola città, dove era amata come un'icona di servizio.

Ruby era minuta e presente, sempre preparata con un piano di lezione. Mi ha guidato oltre molte falsità in me stesso e nel mio pensiero come osteopata.

Dopo dieci anni con lei, alla fine di una sessione di insegnamento per me, disse, "Vorrei che mi trattassi," con un tono di voce interrogativo ...

Ero un po' sorpreso ma acconsentii con gioia.

Siamo andati nella sua camera da letto, e lei si è sdraiata supina. Le ho cullato la testa in quella che era conosciuta come la "presa di Becker" ... è arrivata al neutro.

Mentre lo faceva, disse: "Ora, trattami come se fossi un neonato."

Mentre si immergeva più profondamente nella Marea, mi fu data la consapevolezza di sentirla come se fosse un neonato.

La sua testa era fatta di un fluido trasparente e morbido, ricco di contenuto come quello di un bambino nuovo ... mi fidavo di lei ... era impareggiabile come insegnante. Quello che ho visto, l'ho creduto immediatamente ... sì, la Salute è sempre lì. Qui c'era una donna di ottant'anni la cui terapia era esattamente come quella di un neonato ... mi era stato insegnato nei corsi quanto i bambini fossero diversi dagli adulti.

Ora, in un momento, tutto il mio pensiero e il mio essere si erano spostati a vedere che gli adulti potevano essere trattati come si tratterebbe un bambino ...

Quando me ne sono andato, lei stava dormendo ... penso.

IMMAGINI DELLA SALUTE DA STILL E SUTHERLAND

I bambini sono trasparenti alla Salute.

Queste parole sono fondamentali per il trattamento dei bambini nel Metodo Biodinamico.

Certamente il Dr. Still ha posto una verità molto profonda quando ha detto: "Trova la Salute; chiunque può trovare la malattia." ... Cosa significa questo? ... Com'è sperimentare la Salute in se stessi e negli altri? ... Qualcuno l'ha descritta?

Dott. Still e Sutherland descrivono entrambi un'esperienza della Salute.

All'età di ottantasei anni, il Dr. Still disse: "Amo i miei pazienti. Vedo Dio nei loro volti e nella loro forma."

Queste parole non sono timide. Il Dr. Still era diretto. Non stava guardando le lesioni. Come è arrivato a questa "abilità"? Non lo so.

Posso riferire su come questo sia accaduto per migliaia di osteopati e per me stesso, professionisti che vedono la Salute, il Divino e un movimento di vita nei loro pazienti.

La mia introduzione è stata dal Dr. Becker personalmente e nella sua Conferenza Commemorativa Sutherland del 1965 sul fulcro spirituale. Egli afferma: "La Divinità ci centra." Questo si riferisce al Divino che ci centra... non siamo noi a centrarci. Questa consapevolezza è comune nelle pratiche contemplative che apprezzano la nostra povertà interiore; "è per grazia di Dio che possiamo percepire l'opera invisibile dello Spirito." C'è una consapevolezza distinta quando questo accade a noi. Siamo trasformati in pochi secondi dal nostro contenuto a essere un effetto di un'altra presenza, profondamente amorevole. Il nostro sforzo deve cessare affinché possiamo vedere il momento dell'impregnazione e un cambiamento totale nell'essere.

Still era chiaro che l'intelligenza umana ha limiti severi senza l'intercessione di una mente superiore.

Per testimoniare la Salute in un'altra persona, i sensi devono essere trasmutati dalla Salute stessa che tocca il proprio essere quando si è neutri. Questo mi fu chiarito da Rollin Becker quando mi guardò un giorno e disse: "Non iniziare il tuo trattamento finché la volontà del paziente non si arrende alla volontà della Respirazione Primaria!" Fu molto diretto e concreto nel dirlo. Rimasi scioccato. Aveva preso il punto finale del trattamento, per come l'ho capito, e lo aveva reso l'inizio. Dopo molti anni, la sua guida è diventata chiara e profonda.

Il trattamento inizia quando c'è un neutro sostenuto nell'insieme. I bambini hanno questo la maggior parte del tempo. Anche i bambini malati sono trasparenti alla Salute. Questa trasparenza è un tipo speciale di neutro che persiste nei bambini nonostante la loro malattia. I bambini non perdono la loro capacità di amare, anche quando sono gravemente malati. Gli adulti, come sai, cambiano umore con il loro senso di benessere. Scoprirai che anche i bambini molto malati ti centreranno. Trasmettono il flusso del Divino.

Quando siamo in un neutro che è saturato di Quietudine di Terzo Livello, diventiamo ricettivi in un modo unico. Siamo neutri, aspettando serenamente che la Marea entri nel momento e sveli ai sensi il mondo invisibile della Salute. Questo è la "divinità che ci centra," creando un nuovo livello di consapevolezza…

Nel lavorare con i bambini, poiché sono profondamente pervasi dal Divino e dalla Salute incarnata, la loro mera presenza è sufficiente a centrarci e portare i nostri sensi a "vedere" la Salute … se … siamo neutri e al "Luogo d'Incontro," cioè, Quietudine di Terzo Livello.

Questo richiede una certa consapevolezza interiore dei molti modi in cui possiamo ingannarci.

Così come siamo, i nostri sensi operano dalla mente egocentrica della nostra immagine di sé. Cosa significa questo? Le sinapsi nel nostro cervello si sviluppano attorno agli scambi familiari e culturali. Da bambini e giovani adulti, abbiamo molte proiezioni poste su di noi. Da queste trilioni di sinapsi, formiamo un centro sintetico... uno che creiamo dal mondo intorno a noi, non quello che è in noi dall'inizio della vita.

Molti di noi stanno lavorando per "trovare la nostra Salute e scoprire noi stessi" come eravamo originariamente fatti. Vale a dire, "vedere il volto e la forma di Dio in noi stessi e negli altri," come affermava il Dr. Still.

I nostri sensi, così come siamo, sono attaccati all'ego, e quindi vediamo gli altri come proiezioni delle nostre classificazioni, non come esseri trasparenti che riflettono l'immagine Divina della Salute. Lo stiamo facendo tutti. Questa comprensione ci aiuta a comprendere la Neutralità e a fare una scelta per permettere alla "Divinità di centrarci"...

I bambini faranno questo per noi... se li incontriamo al Luogo d'Incontro. La trasparenza dei bambini è che sono "vuoti" e trasparenti al movimento della creazione. Vediamo un amore trascendente entrare attraverso di loro, creando/guarendo lo sviluppo cellulare del bambino.

Questa apprezzamento di una consapevolezza semplice e chiara della creazione fa parte dell'eredità che riceviamo dai dottori Still e Sutherland. Rivediamo i loro insegnamenti.

Dott. Still si riferisce a mente/movimento/materia.

Dott. Still disse che queste leggi non sono "create da mani umane."

La mente di cui parla è l'Intelligenza Suprema del Mistero Divino. Questo Mistero anima come il Respiro della Vita (cioè, movimento), che si incarna come il mondo materiale (materia). Così abbiamo lo Spirito che si muove nella creazione e sviluppa il progetto della vita. Possiamo vedere questo se siamo "centrati dalla Marea." Quando siamo centrati, possiamo vedere mente, movimento e creazione come una singolarità del movimento della vita nel suo insieme.

La sensazione dell'eternità che entra nel tempo è bellezza.

Sutherland e altri seguono la guida di Still.

Nella prima edizione di Magoun's *Osteopathy in the Cranial Field,* Sutherland riporta sia la sua visione che quella di Still della Salute, una Totalità trasparente senza sistemi o parti. Ricorda, questo non è filosofia, ma il resoconto di un'attività percettiva diretta.

"Il movimento deve essere guidato da un essere supremo fino alla singola cellula, altrimenti ci sarebbe caos e morte" (A. T. Still).

Sutherland poi cita ancora Still: "Il Dr. Still comprendeva il fluido cerebrospinale come l'elemento più elevato conosciuto nel corpo umano. Egli immaginava questo fluido come un intermediario nel movimento dell'intelligenza Divina ... un incanalamento della creazione in segmenti embrionali e irrigandoli con la vita ... dando forma e funzione, ordine e intelligenza, alla nostra esistenza. Tutta la vita si manifesta in questo movimento" (vedi pagina 15, paragrafi 1 e 2).

Questo è ciò che vediamo quando ci risvegliamo alla Salute...

In *Contributi del Pensiero,* Sutherland affronta nuovamente un semplice quadro di Totalità (vedi 12 aprile 1948):

Qui Sutherland descrive la sensazione del CSF e del Respiro della Vita (il movimento dell'Intelligenza Suprema)... sentendo la scintilla di vita che accende la potenza. Una funzione infallibile, predominante e superiore che chiamava Respirazione Primaria.

Vede un interscambio dinamico (come menzionato dal Dr. Becker) tra creazione e creato ... Queste impressioni arrivarono a Sutherland solo dopo che smise di usare la forza!

Più tardi nella vita, il Dr. Sutherland chiese a sua moglie di dipingere un quadro della Respirazione Primaria come la viveva lui. Ancora una volta, appare un'altra immagine che imita quelle di cui abbiamo appena discusso:

Una "Casa Sotto il Mare".

Il dipinto è andato perso in dispute politiche, ma la storia mi è stata raccontata da tre dei miei mentori, Ruby Day, Anne Wales e John Harakal. Recentemente, mi è stato detto da uno storico che la casa nel dipinto era la capanna di A. T. Still... il che suggerirebbe un amore e un ricordo molto profondi del suo insegnante.

La "Casa Sotto il Mare" è biodinamica, nel senso che questa immagine è simile all'insistenza di Blechschmidt sul fatto che siamo formati da una forza misteriosa che ci attraversa dall'"esterno". La somiglianza con Still, Sutherland e il fondamento dell'osteopatia nell'embriologia è ciò che mi ha spinto a scegliere il nome "Biodinamica dell'Osteopatia". La comunanza di immagini provocate da tutti questi uomini osservatori è confortante per chiunque abbia sentito queste cose e si senta un po' pazzo quando gli viene detto che c'è solo struttura nella diagnosi e nel trattamento osteopatico.

L'immagine di una casa trasparente all'oceano del Respiro della Vita riporta ancora una volta l'esperienza sensoriale della trasparenza, di qualcosa che ci attraversa, senza ostacoli, che guarisce/crea mentre passa senza diminuire se stesso. Questa Intelligenza Suprema è il Maestro Meccanico, il Medico Interiore, la Salute, il Sé Superiore e l'Immagine Divina in tutta la Vita.

I bambini sono l'archetipo della normalità, radiosi con queste verità.

I nostri antenati vedevano queste verità ... possiamo avvicinarci al loro insegnamento solo quando siamo neutri e liberi di essere centrati dalla Divinità

... ecco perché lo chiamiamo il "Luogo d'Incontro."

VALUTAZIONE DEL SISTEMA NERVOSO CENTRALE

Un Riassunto Biodinamico

In un bambino in Salute, nessuna parte è discernibile.

Ogni attività separata è valutata per il disimpegno interno sotto l'influenza della Marea.

Sincronizzazione con la Marea
(Controllare il movimento paradossale)
Aumento con altri movimenti del sistema
(Controllare i movimenti contradditori)
Trasmutazione della funzione verso il Neutro

Attività da valutare:

I sacchi ... (periostale, durale, cervello vero e proprio) e il tubo neurale Incurvamento del girino nel "mare intorno a noi"

Il girino nel suo insieme si muove verso la lamina terminalis durante l'inspirazione (solo con i tassi)

Avvolgimento nei ventricoli laterali verso la lamina terminalis durante il periodo di inspirazione

Oscillazione sui letti d'acqua L'uccello

Accensione

Movimento presente di potenza di tensione reciproca nel ventricolo 3 Campo del fluido del SNC

Potenza di tensione reciproca collettiva del SNC

Sollevamento sacrale durante il periodo di inspirazione; questo include tessuti, fluidi e potenza di tensione reciproca

L'effetto della Respirazione Toracica sul cervello e sulle cisterne di fluido

C'è una Totalità che apparirà quando la Marea lo riterrà opportuno. Non è una visione di tutte le parti, ma una trasparenza illimitata e capace di comunicazione.

BAMBINI SACRI

Essere con i Bambini

Il mondo è pieno di consigli sui bambini. Questo commento non è un consiglio.

I bambini si incarnano nel tempo e nelle circostanze, e noi adulti potremmo non riuscire a vedere questo alla luce di ciò che significa per la Totalità della vita.

I Bambini, Se Sono Fortunati, Crescono.

Ogni traguardo raggiunto da un bambino porta un sospiro di sollievo a chiunque sia stato in una clinica pediatrica e abbia visto la sofferenza che colpisce molti innocenti.

Il Nostro Compito È Essere alla Porta Prima che una Lesione Appaia come Malattia.

Quando un bambino cammina, è l'effetto di una precisione di sviluppo che è profonda e infallibile nella sua forma e funzione (tempistica).

La scienza della crescita e dello sviluppo chiamata embriologia contiene un grande mistero che ti stupirà. Comprendere e affrontare questo mistero potrebbe anche eliminare qualsiasi sensazione che tuo figlio abbia bisogno della tua guida per gattonare o camminare o sviluppare qualsiasi funzione fisiologica. È innato.

Permettetemi di dire che il dispiegarsi del modello di crescita è inarrestabile a meno che non ci sia uno stress sul processo proveniente da una fonte distinta— una fonte che può o non può essere identificabile.

Come devoto contemplativo e uno che loda l'ignoranza socratica, ho osservato i bambini dalla mia posizione professionale per quasi 40 anni.

Quello che ho visto riempirebbe volumi.

Quello che ho concluso è che noi adulti dobbiamo essere addestrati a stare con i bambini alle loro condizioni ... a trovare il loro punto di riferimento, non il nostro.

Ero con un bambino di dieci mesi in un negozio ... il bambino è diventato irrequieto. Potevo sentire che era sovraccarico ... siamo usciti e ci siamo seduti su una panchina all'incrocio del centro città, un luogo rumoroso e caotico. Ci siamo seduti ... insieme. Una quiete è scesa su di noi dall'alto... veniva da lontano... siamo stati avvolti in essa per quindici minuti, riempiendoci istantaneamente fino all'orlo di amore.

Nessuno di noi si è mosso; la grazia ci ha tenuti.

Accanto a noi sulla panchina c'era un uomo che leggeva un giornale, infelice per la natura immutabile delle notizie. Intorno a noi c'erano persone, persone che si muovevano in direzioni individuali... nessuno ha visto il bozzolo infuocato. Non siamo stati distratti da tutto ciò che stava accadendo intorno a noi.

Il bambino era immobile e totalmente rilassato senza muoversi durante tutti i quindici minuti... quando la bellezza è passata, si è mosso dolcemente ma non sembrava aver perso un senso di presenza come avevo fatto io.

Mi aveva condotto al momento, ma dovevo essere disponibile, e questo è il problema centrale che dobbiamo affrontare in noi stessi come adulti, professionisti o membri della famiglia.

Dobbiamo essere presenti al bambino secondo i suoi termini e avere il desiderio di cercare di essere reattivi da quel punto di vista piuttosto che dalle nostre ideologie di ruolo.

Chiedi a una madre cosa sente dal bambino durante il parto.

Qualcuno può vedere le forze di autoguarigione in azione mentre un bambino gioca o dorme?

Un bambino programma la meditazione?

Sono con un bambino di undici mesi. È molto energico e gioca intensamente. Senza alcun indizio sensibile che possa notare, improvvisamente passa da un gioco fisico intenso a poggiare la testa sulla mia coscia e guardare fuori dalla finestra ... in un millisecondo ha cambiato il suo atteggiamento dal gioco a una concentrazione intensamente morbida di guardare nell'Eternità come se il mondo fosse trasparente al suo sguardo attraverso di esso verso il Cielo.

Stava vedendo attraverso il temporale.

Potevo sentirlo incarnarsi mentre il Corpo Fluido disegnava il progetto di una nuova forma. Non stava solo sentendo questo movimento ma anche la fonte, che io non riuscivo a percepire.

Tutto ciò che ho notato era una quiete di contenuto sacro e il senso fisico dell'eternità. Stavo tornando verso la mia morte mentre lui si dispiegava nella vita, i nostri percorsi si incrociavano ... lui veniva ... io andavo ... sullo stesso fulcro.

Come osteopati con il motivo di trovare le forze di autoguarigione interiori, abbiamo riconosciuto la Respirazione Primaria, e l'abbiamo perseguita e lei noi ... stiamo appena iniziando a vedere le leggi della guarigione in un modo nuovo.

Richiede che siamo neutrali con la prontezza di essere spostati dalla grande Marea in qualsiasi momento ... una dipendenza dell'essere che nega la proprietà di sé o degli altri e gode dell'ignoranza.

Qualcuno è stato sentito spiegare a un altro genitore come aveva insegnato al suo bambino a camminare ... questa era la sua gloria ... ciò che aveva fatto per il bambino ... prego che non troppi di noi si prendano il merito di ciò che è dato. Questo è un luogo di grande perdita nel modo in cui vediamo gli eventi ... osserviamoci e vediamo se ci prendiamo il merito per ciò che non facciamo, ma è fatto, non attraverso di noi, ma in tutto.

Due bambini, che ancora non camminano, si incrociano nei loro passeggini ... gli adulti spingono ... i bambini si guardano l'un l'altro, silenziosamente desiderosi ... ipnotizzati.

Non si sono mai visti prima ... comunicano, forse parlano una lingua dimenticata ... forse ce ne accorgiamo ... insensibili al contenuto ... stanno parlando?

Riconoscono il loro essere come uno?

Quali domande potremmo porre? Sono domande da adulti, su qualcosa a cui non possiamo accedere con una domanda ... siamo ignoranti, un passo verso la saggezza e la bellezza.

Abbiamo un linguaggio essenziale che tutti conosciamo, quando fermiamo tutto ciò che è familiare e controllabile?

Ha un suono? Mi chiedo.

Il viaggio nell'ignoto con un bambino non è un'esperienza passeggera, un piacevole ricordo ... è una relazione con la Vita, la morte e la nascita di ogni momento ... è così che un bambino diventa e cresce, se lasciato alle risorse date di cui tutti siamo dotati ...

Facciamo questo viaggio se desideriamo liberarci dalle catene delle supposizioni.

Un bambino di dodici mesi si avvicina a un gatto, la mano in slow motion come se si muovesse sott'acqua ... le dita immobili ... Quando la mano arriva a un singolo baffo ... il gatto rimane immobile ... Un dito si dispiega dalla mano del bambino come una felce a molla ... lentamente arriva il tocco; nessuno si muove.

La bellezza pervade il momento.

Perché così lento?

Ancora, un'altra domanda da adulti ... non ci sono risposte. Prima dobbiamo vivere nel mondo del bambino, e per gli adulti questo può richiedere un po' di addestramento.

Iniziamo con la Quietudine di Terzo Livello, una dinamica in cui l'eterno entra nel tempo. Qui possiamo percepire il bambino e gli effetti su di esso ... quando ascoltiamo il richiamo dal manto di questa quietudine, possiamo iniziare a gustare un Luogo d'Incontro.

Quattordici mesi

Chiudendo la chiusura del seggiolino di un bambino, dico, "Ti amerò per sempre," nella preziosità ... mi bacia ... vado intorno al sedile del conducente ... mi siedo ... mentre mi fermo nel sedile ... un crescendo di fuoco nel cuore ... la piccolezza dell'onda era dovuta alla sua purezza e mancanza di materialità ... dolce oltre qualsiasi sensazione che questo mondo possa offrire ... un sussurro di un bisbiglio.

INTEREZZA

Pratico

Sedetevi in gruppi di tre ... andate alla Quietudine di Terzo Livello e siate neutri e pronti ... fermi, ma vitali ... ma neutrali rispetto ai risultati ... pronti per la Marea di trasmutazione.

Aspetta finché non scompari e l'unità arriva nel gruppo. L'unità non deriva dalla partecipazione o dalla chiarezza.

La Marea è lì, già in creazione. Quello che vedi come sforzo buono o cattivo è inutile ... sii neutro.

Grazie.

TRE LIVELLI DI QUIETE

Pratica

Siediti in piccoli gruppi di tre o quattro ... con persone che non conosci molto bene.

Come individui ... esplorate lentamente in voi stessi i tre livelli di quiete. Nota come ti avvicini alla soluzione. Cerca di trovare ciascuno.

Sii neutro ... pazientemente indifferente. Guarda.

Aspetta.

Cosa accade?

LA TESTA 'BLINDATA'

Non di rado vediamo bambini con teste “bloccate”. Questo significa che tutto è compresso e non si muove. La testa e tutti gli strati di funzione sono come cemento.

Certamente vogliamo assicurarci che il Corpo Fluido funzioni. In questi casi la compressione nella testa è travolgente.

C'è qualcosa che faccio che trovo molto utile e gratificante.

Dal bacino (l'osso sacro negli adulti) muovi il fluido, i tessuti, le ossa e la potenza di tensione reciproca delicatamente verso la lamina terminalis, quando la Marea te lo dice. Muovi tutto come un unico insieme e assicurati che i tessuti, il fluido e il “fluido nel fluido” si muovano come uno, non separatamente.

Sentirai una risposta nella testa. Una delle funzioni o strati interni si rilascerà un po'. Questo movimento può ora essere coinvolto come movimento presente o come una porta attraverso la quale la Marea ti guiderà.

Questo è chiamato “mettere allentamento nel sistema.”

La pratica negli adulti viene eseguita attraverso l'area sacrale senza usare forza e coinvolgendo la percezione attraverso la Quietudine di Terzo Livello.

NESSUNA RISPOSTA AL TRATTAMENTO

"La tua abilità è proporzionata alla tua comprensione del normale"
-Dr. Still

Questo aforisma del nostro insegnante è qualcosa su cui meditare. Prenditi un secondo o due e pensa ... la mia abilità è focalizzata sulla consapevolezza della funzione normale, o forse mi sto identificando con la rimozione delle lesioni o la tenacia? Fermiamoci e sentiamo intuitivamente, con cosa sta interfacciandosi la mia abilità nella mia mente? ... qual è il messaggio che sto inviando alle mie mani? Qual è il motivo che guida il mio rapporto con il bambino? Osserva te stesso e vedi chi è al controllo.

Una mancanza di risposta al trattamento può essere frustrante ... ricorda, è qui che impariamo davvero dal meccanismo, dall'insegnante ... Se stiamo cercando di imparare sempre di più sul lavoro interiore della Respirazione Primaria, allora il fallimento del paziente nel rispondere al trattamento significa che dobbiamo osservare e imparare come il meccanismo sta cercando di raggiungere la risoluzione.

Guarda.

Non cercare soluzioni.

Ascolta ... verso cosa stanno lavorando le forze di guarigione? Come?

Osserva ... cosa manca nella lesione ... quale aspetto del normale non è presente? Aspetta ... osserva ... Ruby Day e altri mi hanno detto che il Dr. Sutherland osservava a volte per 45 minuti ... cosa stava facendo? ... Il Dr. Rollin Becker ci parlava di aspettare, osservare, fino a quando quella "voce calma e sommessa parlava."

Valuta le tue abitudini percettive... questo è il primo passo nei casi difficili. Ti sei precipitato "dove gli angeli temono di camminare"?

Nessuna risposta richiede un nuovo sguardo ai livelli di attività del Corpo Fluido.

C'è qualcosa che non hai considerato?

Rivedi la storia ... ancora e ancora ... sostanze chimiche, vaccinazioni, alcol, nicotina, farmaci, sospetti abusi? ... Ascolta nelle pause tra le parole delle risposte che ricevi; dove ti porta questo?

Un bambino che aveva un eczema grave e una disfunzione del Corpo Fluido ma si sentiva in salute, non rispondeva al trattamento (uno) ... Sapevo di aver trascurato qualcosa di ovvio, ma ovviamente non sapevo cosa ... Ho rivisto la storia ancora e ancora ... finché finalmente ho scoperto che il bambino dormiva su vinile... e che non c'era ventilazione nella stanza... Abbiamo affrontato questo problema, e lei è stata prontamente bene. Non l'ho trattata una seconda volta finché non ho rivisto ogni aspetto della sua giornata. Le finestre aperte sono necessarie per tutti. Il vinile economico emette gas tossici.

Un "corpo fluido floscio" può verificarsi quando non c'è un'organizzazione della potenza di tensione reciproca in una forma che conferisce integrità al fluido ... qui bisogna chiedersi, "Cosa manca?" Il "corpo fluido floscio" sembra privo di vita e troppo "lento" ... non ha potere. L'accensione è calda. In qualche modo la ricettività del fluido è bloccata. L'unica cosa a cui riuscivo a pensare quando l'ho visto per la prima volta era di fare un CV4... Sutherland usava questa procedura per riorganizzare il "fluido nel fluido", cioè la potenza di tensione reciproca. Quando ho provato questo come ultimo tentativo per aiutare la situazione, non è successo nulla. Niente! Poi ho ascoltato più che pensare ... ho ascoltato come il sistema stava cercando di agire piuttosto che scoprire "come lo aggiusto" ... poi ... c'era una chiara sensazione del Corpo Fluido che cercava, anche se senza successo, di fare un CV4/EV4 in tutto il corpo allo stesso tempo!

Sono riuscito a fare entrambe le cose contemporaneamente, e i risultati sono stati utili. Cosa significa non avere integrità e aver bisogno sia di CV4 che di EV4 contemporaneamente? Quello che penso è che, poiché i bambini non hanno ritmi e poiché CV4 ed EV4 sono lo stesso processo, qualsiasi direzione data a "dentro o fuori" è in un certo senso dare un ritmo al Corpo Fluido. C'è una richiesta per tutte le direzioni contemporaneamente.

In un altro tipo di caso c'è l'opposto: "un sistema bloccato." Regna l'inerzia!

Nessun movimento da nessuna parte.

Qui abbiamo situazioni in cui non possiamo testare il movimento (non che ne abbiamo bisogno) senza creare sintomi acuti (ad esempio, attività convulsiva, ecc.). In questi rari casi, si può mettere "slack nel sistema" nel suo insieme, per trovare il movimento presente.

UNA LETTERA SULLA COMUNICAZIONE E I BAMBINI

Caro Dr. Jealous,

Quando la mia ragazza ha scoperto di essere incinta ha fatto un sogno in cui la stavo trattando e comunicavo con il bambino.

Ha prenotato e mi ha detto ... Ho pensato che fosse strano; di solito non comunico con i bambini separatamente dalla mamma.

Il primo trattamento a dieci settimane riguardava il superamento della paura, molta di essa, un po' mia, un po' sua, un po' proveniente dal suo ambiente sociale.

Durante il secondo trattamento era molto più calma. È stato un trattamento molto profondo e tranquillo. Il bambino mi ha ringraziato per essermi preso cura di sua madre.

Poi mi ha insegnato come si sentono le sue mani come embrione. Mi ha mostrato che anch'io ho ancora queste mani. Come potrebbe non essere, se una volta lo era, ha detto.

Ora, quando sto trattando, posso davvero sentire le mie mani come un embrione. Posso sentire la Totalità e l'unità di questa sostanza di cui siamo fatti.

È così bello!

Beth

DENTIZIONE

La dentizione è, naturalmente, un processo continuo nei bambini. A volte i bambini possono diventare febbrili e congestionati quando il processo di dentizione si sbilancia e si verifica troppa stasi.

Succhiare il ghiaccio è un processo naturalmente calmante, poiché può ridurre l'infiammazione e il dolore. Alcuni bambini diventano effettivamente piuttosto infelici e necessitano di un intervento osteopatico.

L'esame di solito rivela che la porzione anteriore del viso superiore e medio è congestionata. La dinamica dei fluidi è disturbata, quindi non c'è risposta locale alla Marea nella regione anteriore del viso superiore e medio. Non ci sono linfonodi congestionati o altri segni di infezione, poiché si tratta di un processo infiammatorio sterile. Questi risultati confermano la tua diagnosi riguardo alla causa della febbre e del disagio.

Se la restante Zona B funziona bene, allora il trattamento consiste nell'abbracciare il campo di lesione (la zona della perdita di spinta dei fluidi) e coinvolgere la Quietudine di Terzo Livello.

Questo trattamento funziona molto rapidamente, perché la lesione è principalmente un problema di interscambio con i fluidi nell'area dei denti in crescita.

Nota: Ricorda che la giuntura del viso medio tra gli archi zigomatico e mascellare è dove si trovano i centri di crescita dell'arcata dentale superiore... questo probabilmente spiega perché troviamo il "campo di lesione" in questa posizione.

Non è necessaria alcuna azione diretta.

MANTENERE UN TRATTAMENTO NEI BAMBINI

Quietudine di Terzo Livello come una famiglia.
Scuotimento ... sacco peritoneale ... fluido al fluido.
Massaggio ... verso il centro del Corpo Fluido usando più di 2 millimetri di pressione.
Vasca da bagno ... il bambino giace sul genitore sulla schiena ... le mani del genitore sono sotto la schiena del bambino per supporto. Il bambino viene mosso da un lato all'altro nell'acqua finché l'acqua non muove il bambino. Poi l'acqua e il bambino si fermano ... ripetere fino alla tolleranza.

IL BAMBINO NORMALE

Le seguenti osservazioni in parte o nel loro insieme possono essere fatte su un bambino normale. Le diagnosi possono essere effettuate seguendo queste linee guida. Notando le qualità qui indicate, si può spesso individuare un processo patologico prima che si sviluppi completamente. Questo è il segno distintivo dell'osteopatia e della medicina preventiva. Le diagnosi tradizionali sui bambini sono limitate e non "vedono" i problemi finché non è "troppo tardi."

Un bambino che si riprende da una malattia non è "guarito" finché queste qualità non riappaiono.

Essere in Quietudine di Terzo Livello crea la ricettività per percepire queste cose.

Trasparenza: L'Imago Dei è visibile. I bambini irradiano la Salute come se fossero traslucidi. Sembrano una "Casa Sotto il Mare" pervasa dalla Marea.

Provoca l'Auto-Ricordo negli Adulti: Quando un bambino entra nella nostra presenza, crea un ricordo della nostra stessa Salute. Abbiamo un ricordo di una profonda presenza dietro la vita. Questa sensazione ci connette con diversi tipi di memoria. Se questo non accade, scopri perché ... il bambino è in qualche modo trattenuto? ... Guarda attentamente.

I Bambini Sono Guaritori: Se un bambino ti tocca fisicamente o ti guarda con uno sguardo intenzionale, sentirai una comunione e una guarigione. Spesso la profondità supera qualsiasi cosa che testimoniamo nel trattamento osteopatico.

Zona B È Traslucida: I bambini non hanno Zona A. La presenza anche di una piccola area di A è un allarme che ci dice di guardare più a fondo nella causa.

Innocenza: Un bambino normale non fa calcoli di perdita

quando segue il movimento della creazione ... quando lo spirito si muove, così si muove il bambino.

Libero Arbitrio: I bambini hanno un'esperienza unificata dell'amore ... una libertà di rispondere senza riserve. Se questo manca, dobbiamo scoprire perché ... è molto importante per la crescita e la salute del bambino.

Una Consapevolezza di Appartenere a Dio: C'è una buona panoramica di questo in *La vita spirituale dei bambini* di Robert Coles. Se non sei consapevole di questa qualità nei bambini, allora ti consiglio il libro.

I Bambini Sentono il Movimento della Creazione: Questo linguaggio proviene dalla Fase Otto. Significa che un bambino sente il movimento dell'eternità, somaticamente. Come adulti, molto raramente lo sentiamo. È il "qui e ora" di cui parlano mistici come Eckhart Tolle. La creazione non è finita. Continua.

I Bambini Sono una Totalità: Questo è un fatto che la diagnostica può trascurare. La crescita di un bambino avviene come un tutto, non in parti. C'è solo un fulcro per l'espressione del movimento involontario (cioè, crescita, respirazione primaria e secondaria).

I bambini sono saggi: Ancora una volta, se questo ti è sconosciuto, leggi il libro di Robert Coles.

Se le qualità sopra menzionate svaniscono o mancano, trova la causa.

Vivi nel dispiegarsi del nuovo: Ci sono diversi punti da osservare qui. Innanzitutto, un bambino non è consapevole della prossima nuova qualità che sorgerà, eppure vi entra senza paura. Si adattano e iniziano a percepire questa nuova qualità con gioia. Gli adulti non cercano nemmeno il cambiamento. I bambini vivono al limite della loro comprensione e cercano di più ogni giorno. Gli adulti raramente superano i loro limiti. Un bambino esplora il dispiegarsi con passione. Un bambino cerca anche la fonte della "novità" ... cercheranno e troveranno il fulcro. Una volta che un bambino normale trova un tubo da giardino e ci gioca per un po' ... troverà il rubinetto e farà la connessione. Questo è rapido in un bambino normale. L'esplorazione è guidata dall'Intelligenza del Tutto, che si dispiega.

Un bambino normale ha amore incondizionato.

Un Respiro: Normalmente la Respirazione Primaria e la Respirazione Toracica sono una con il movimento del Tutto.

Uno Sguardo Divino: Un bambino normale guarderà "lontano" e si fermerà, riempiendosi di Santità. Quando ti guardano, potresti provare lo stesso.

Connesso alla Quietudine di Terzo Livello: Quando gli adulti nell'ambiente immediato sono consapevolmente svegli alla Quietudine di Terzo Livello, un bambino normale risponderà. Un recente rapporto che ho ricevuto su un caso ha evidenziato l'importanza di questo. Un bambino gravemente malato non stava rispondendo al trattamento come ci aspettavamo da ciò che la Marea stava mostrando. Il clinico ha fatto una visita a domicilio, ha insegnato alla famiglia la Quietudine di Terzo Livello, e la risposta al trattamento è stata notevolmente accelerata! Questo fatto è nutrimento per i bambini.

Riposo: I bambini riposano. Questa è una qualità chiave. Se manca, trova la causa.

La sofferenza è intrisa d'amore: Quando i bambini sono malati, non si separano dalla Salute. Anche i bambini molto malati sono ancora porosi alla Salute.

Caritatevoli: I bambini spesso regalano i loro "migliori" beni. I bambini sono diretti: La fine è la fine.

Un bambino normale ama gli animali. Fede: Un bambino normale è a suo agio con il Mistero.

Immaginazione: Un bambino dovrebbe immaginare. Gli psicologi spesso pensano che l'immaginazione sia una fantasia. Non lo è. Ancora una volta, per favore leggi il libro del Dr. Cole. L'immaginazione è stata riconosciuta dal Dr. Sutherland come un vantaggio per gli adulti nella comprensione della Respirazione Primaria. La parola "immaginazione" originariamente identificava la "forma più alta di intelletto." Oggi è una parola abusata e morta nel suo vero significato. L'arte di sognare ad occhi aperti è perduta.

Gioia Giocosità

Unità con tutti i bambini

Queste sono qualità da osservare in un bambino per vedere se sono "normali" da un modello osteopatico funzionale. Se qualcuno di questi elementi manca... scopri perché... cerca la causa... prima che diventino una vera e seria responsabilità.

"La nostra abilità è proporzionata alla nostra comprensione del normale." ... Il Dr. Still ci ha indirizzato a essere nobili nella nostra scoperta di ciò che è normale, com'è essere normali... e i bambini possono aiutarci molto.

IL MOVIMENTO DELLA CREAZIONE

Pratica

Posiziona l'attenzione all'esterno e all'interno... due posti diversi...

ora percepisci un terzo principio che fluisce attraverso entrambi, senza alcuna separazione.

Durante il trattamento l'attenzione dovrebbe essere mossa dalla Marea, non dalla nostra intenzione.

Ascolto

Neutralità

La Testa del Neonato

Guarigione Redentiva e Bambini Vai Fuori

Ascolta il Più Lontano Possibile...

Scrivi Tutto Ciò che Senti

Pratico... Toracico/Respirazione Primaria come Uno,

il Movimento della Creazione

PERCEZIONE

La pediatria da una prospettiva biodinamica riguarda una trasmutazione della percezione del clinico come osservatore. Questo permette il raffinamento del sensorio attraverso l'"essere" della Salute nel bambino.

Il Luogo d'Incontro non è dove incontriamo il bambino, ma piuttosto dove siamo incontrati e trasmutati dalla Salute nel bambino. Questo non è facile come si potrebbe pensare, perché piacere e coinvolgere il bambino come un amico è un evento giocoso e meraviglioso, ma non porta lo stesso senso di elevazione e l'effetto umiliante di essere su un terreno sacro e di essere trasformati in testimoni dell'incarnazione della creazione e dell'amore. Ci vuole una mente neutra per entrare veramente in questo evento, e amare un bambino non è ciò che sto proponendo... Sto dicendo che dobbiamo essere consapevoli che così come siamo, stiamo inibendo il pieno potenziale del processo terapeutico interiore.

Per favore, prenditi il tempo di ricominciare, ancora e ancora, finché non senti la sensazione somatica dell'eternità che ti tocca, e osserva cosa fa il tuo osservatore mentre ciò accade.

Il riequilibrio, come sai, è molto potente. Dobbiamo ricordare che la quiete nella Zona B rotta è la Salute, e dobbiamo acquisire l'agilità mentale per chiedere: C'è una quiete più profonda di quella con cui sono in relazione? ... Fai attenzione all'accesso facile alla quiete, poiché si possono perdere le potenze più profonde e ricche (amore).

NEUTRALITÀ

Vorrei dire qualcosa sulla neutralità in se stessi e su quanto sia importante "essere" in relazione con la Salute in noi stessi, negli altri e, soprattutto, nei bambini.

Neutro, come ne parlava Sutherland, era una metafora automobilistica. Quando un'auto è in neutro, non è impegnata in nessuna direzione ... avanti o indietro ... semplicemente rimane al minimo con il motore acceso. Negli insegnamenti antichi, la metafora sulla neutralità si costruisce attorno a se stessi come passeggero, non come conducente.

Il conducente è il maestro ... l'auto è il nostro soma ... la direzione dell'auto è l'intenzione Divina ... il viaggio è un mistero ... raramente sappiamo esattamente dove sta andando l'auto ... quindi rimaniamo neutrali anche quando l'attività inizia. La mano di Dio muove le leve e gli ingranaggi del "meccanismo" ... dando un senso di facilità al passeggero nell'auto, che in realtà è un ospite, ben servito dal maestro. Non prendiamo il volante!

Un mistico una volta disse: "Dovremmo essere vuoti." Nessuna anticipazione, nessun piano, nessuna comprensione di "dove andiamo." Mi piace questo, ma c'è fuoco nella stanza; uno non è privo di sensi, solo di volontà.

Neutro è una stanza speciale all'interno della "Casa Sotto il Mare" ... la stanza non ha alcun senso di umanità, né la tua né quella degli altri. Ciò che è nel Neutro è purezza, trasparenza, e una dolce morbida gioia inaudibile che non lascia mai il cuore per entrare nel mondo.

Neutro è un luogo dove si può essere liberi. È un luogo dove l'insulto e l'offesa sono così privi di significato che in loro presenza la gioia aumenta. Quanto strano sembra alla nostra logica. La stessa energia che ferisce l'ego aggiunge potenza allo spirito quando si è neutri. Ciò che potrebbe ferirci ci guarisce.

Neutro è una consapevolezza olistica. Non è "mio." Non c'è alcun senso del mio neutro.

Nessuno può vederti a meno che non sia con la Totalità, quindi le proiezioni fluiscono, ma l'energia non entra mai nella stanza... si è al sicuro dal proprio ego così come da quello degli altri.

Sembra che l'affinità del Dr. Sutherland con il neutro sia cresciuta grazie al Dr. Still e ai suoi colleghi... Sento, leggendo Sutherland, che è stato chiaramente guidato nella Direzione della Facilità dalla mano guida di Still, ma poi ha avuto bisogno di andare più direttamente fino a maturare (vedi *Contributi del Pensiero* e studia l'odissea percettiva di Sutherland).

La storia dell'idea di neutro è antica quanto la più antica storia registrata della ricerca dell'uomo per la Totalità (i Veda), ed è antica quanto la storia orale (i Boscimani africani). È uno stato di pura nonviolenza e carità.

Le tre forze di sfondo yogico sono emblematiche dei tre stati di espressione Divina e vengono studiate in se stessi come strumento per avvicinarsi a una unione con Dio...

Nella Bhagavad Gita c'è una battaglia tra le forze positive e negative, ma il maestro porta lo studente nello spazio tra la dualità per iniziare il suo insegnamento... questo è terreno neutro.

Le immagini di tre forze—attiva, passiva e neutra—non devono essere confuse con le tre nature dell'Unità, dove ciascuna forza è un aspetto Divino ... vediamo questo nella Trinità cristiana dove i tre sono tutti perfetti e non sono attivi, passivi o neutri ma al di là della dualità della vita che contiene "bene e male" che può essere visto chiaramente in se stessi solo una volta che la neutralità è compresa come un luogo di incontro della speranza della Totalità e sentire se stessi senza il contrasto tra le tre forze di attivo, passivo e neutro.

La Neutralità è il luogo di riposo, quiete e recupero ... è omeostatica ... trasparente al Veggente, quindi non ci si sente mai come il fautore o il veggente

... non ci si sente mai "visti" ... ma piuttosto ci si sente creati, come un evento sullo schermo della vita, dipinto dalla mano silenziosa della compassione ... ci si sente fatti con ogni altro movimento nel paesaggio del momento, nulla essendo intrinsecamente buono o cattivo.

Tutto si muove con facilità, anche nella sofferenza e nella lesione, perché la neutralità non è posizionata in nessuna delle due.

Il neutro è così diverso in un bambino rispetto a un adulto che si potrebbe non percepirlo, letteralmente non sentirlo... L'ho chiamato il Neutro del Deserto in onore dei grandi maestri che si ritiravano nel deserto per diventare completi e internamente rarefatti nella loro neutralità, cioè nella loro trasparenza all'Amore.

Il neutro con la neutralità interiore è pervaso dalla Quietudine di Terzo Livello. Questo è un Luogo d'Incontro di tutta la vita incarnata. I terapeutici passano nella sostanza neutra e un mistero si svela mentre il Respiro dell'Amore Divino si riversa come una forza terapeutica attraverso un paesaggio desertico notturno, riempiendo e lasciando dietro di sé nessun effetto visibile... solo il vuoto della santa quietudine... guarendo il senso di limiti del medico... lasciando consapevoli della propria cecità e grossolanità... pervasi.

Questo esercizio pratico è difficile da fare sugli adulti, ma cerchiamo di imparare di più sulla neutralità e sul suo dono.

Il neutro è il riflusso ... dove i movimenti si placano prima che appaia un nuovo inizio. Il neutro non è un mezzo per un fine ... è il fine stesso.

AL CENTRO DEL NOSTRO ESSERE

In Conjectures of a Guilty Bystander (1966), Thomas Merton scrive:

> Al centro del nostro essere c'è un punto di nullità che è intoccato dal peccato e dall'illusione, un punto di pura verità, un punto o scintilla che appartiene interamente a Dio, che non è mai a nostra disposizione, da cui Dio dispone delle nostre vite, che è inaccessibile alle fantasie della nostra mente o alle brutalità della nostra volontà. Questo piccolo punto di nullità e di assoluta povertà è la pura gloria di Dio in noi. È, per così dire, il suo nome scritto in noi, come la nostra povertà, come la nostra indigenza, come la nostra dipendenza, come la nostra figliolanza. È come un puro diamante, che brilla con la luce invisibile del cielo. È in ognuno di noi, e se potessimo vederlo vedremmo questi miliardi di punti di luce unirsi nel volto e nel bagliore di un sole che farebbe scomparire completamente tutta l'oscurità e la crudeltà della vita . . . Non ho alcun programma per questa visione. È solo dato. Ma la porta del paradiso è ovunque.

DIAGNOSTICA DEL NEONATO E DELLA TESTA DEL BAMBINO

Modellamento, Caput Succedaneum, e Cefaloematoma

La diagnosi differenziale di queste tre deformità craniche è importante.

Il modellamento della testa è normale, poiché il cranio si piega durante il parto. È un fenomeno che si apprezza più facilmente con la sovrapposizione ossea ... senza trattamento, si risolve in 72 ore.

Qualsiasi ritardo significa che la spinta fluida e la potenza del Corpo Fluido sono inadeguate per rimodellare il cranio. L'intera Zona B deve essere valutata e trattata, se non è normale ... quando il Tutto funziona, il cranio si rimodellerà.

Il Caput succedaneum è solo un infortunio da pressione al cuoio capelluto. Non è grave, ma può nascondere un cefaloematoma, che richiede più attenzione. La pressione normale sulla testa, all'osso cervicale e nel canale vaginale causa questo edema. Le estrazioni con ventosa causano sempre questo, ma possono anche causare danni più profondi all'interno del sacco periosteo. La lesione più profonda è un'emorragia nel sacco periosteo che non lascia il sacco (cioè, non attraversa le suture). La distinzione tra il caput succedaneum e il cefaloematoma si fa tramite palpazione. Il caput è nel cuoio capelluto, quindi l'ematoma attraversa le linee suturali, mentre con il cefaloematoma, l'ematoma è nell'osso e non attraverserà le linee suturali. Un'altra possibile lesione è un'emorragia epidurale nello spazio epidurale sotto l'osso. Non può essere apprezzata tramite palpazione, ma se si può valutare il movimento nei sacchi, può essere percepita. Questo è più serio e necessita di una consulenza se sospettato.

L'ematoma subdurale e i traumi più profondi sono neurologicamente evidenti e necessitano di una consulenza. Conoscere gli strati della testa in via di sviluppo è utile in queste e molte altre situazioni... esamineremo questi percorsi di sviluppo nel nostro studio della diagnostica della testa.

PENSIERO OSTEOPATICO E TRATTAMENTO DEI BAMBINI

Dott. Gli scritti di Still non sono organizzati in un libro di testo e quindi bisogna cercare e rileggere le sue parole molte volte. Perché farlo? Perché ogni volta che lo rileggo, i miei risultati clinici migliorano. Altrettanto importante, capisco meglio perché lui e noi abbiamo bisogno di una professione separata dal mainstream della medicina occidentale.

In *Philosophy of Osteopathy*, scrive dei principi di base che utilizza nel "pensare l'osteopatia." Non era un strutturalista, per sua stessa ammissione. Considerava l'intero paziente una realtà vivente e cercava di stabilire quella Totalità. La sua visione era che quando la Totalità era presente, tutti i fluidi erano liberi e in abbondanza. In questo stato un paziente guarirebbe senza farmaci o rimedi diversi dalla farmacia incorporata di Dio. Lo stato di malattia era, nella sua mente, il risultato di stasi, fermentazione e putrefazione. Una volta che il "campo appassito" veniva rinfrescato, il paziente guariva. Il tasso di successo del Dr. Still nel trattare le malattie infettive lo rese molto rispettato e ricercato come clinico.

"Pensa all'Osteopatia piuttosto che pensare Osteopaticamente" sono le parole che Sutherland scelse per evidenziare i due diversi filoni di pensiero nella nostra cultura. Non insisterò su questo punto. È, tuttavia, cruciale per comprendere i bambini e interagire con loro.

Sutherland ci invita anche a usare la nostra immaginazione con una I maiuscola. Il pensiero osteopatico non è ciò che fanno la maggior parte degli osteopati.

Il pensiero osteopatico, come descritto dal nostro fondatore e dai suoi intimi seguaci, è un pensiero divergente. È pensare indipendentemente da ciò che si sa. Si pensa con una mente vuota. Non c'è una causa che venga raggiunta in modo riduzionistico. La causa viene affrontata con mani pensanti, conoscitive e sensibili che non sono collegate a un libro di testo ma alla Salute del paziente, e una storia diretta lontano dalle idee allopatiche e verso il Tutto e il suo momento di compromesso.

"Pensare l'osteopatia" è una scienza della divergenza... pensare lontano dal conosciuto e nel movimento dell'ignoto, portandolo in primo piano per un momento e lasciandolo passare. Questo tipo di attività è diretta verso l'intero paziente, non la causa dei sintomi. Abbraccia la quiete al centro del processo.

Ci sono libri su questo argomento. Oppure puoi osservare i bambini! L'intelligenza non riguarda davvero un'istruzione universitaria.

Il pensiero convergente è la norma per gli adulti. È un pensiero che si muove verso un obiettivo predeterminato, che è impostato nella riduzione dei dati in un formato, o una credenza, o un pregiudizio. Il pensiero convergente è chiuso prima ancora di iniziare. Teme l'immaginazione. Dipende dai fatti conosciuti. Non è ragione. Non è immaginazione. Sia la ragione che l'immaginazione sono funzioni superiori. Still vedeva la ragione come una saggezza Divina, un dono... come faceva Aristotele.

Il pensiero divergente si allontana da qualsiasi obiettivo predeterminato. È aperto al "non ancora" che sta arrivando nel momento dell'essere. Non ha paura delle inadeguatezze o del fallimento, né è audace. È aperto e non riduzionistico. È creativo all'interno dei movimenti della vita, non della conoscenza passata di una persona. A differenza della convergenza, è paziente, neutro, e non guida il paziente né salta a conclusioni. Vede l'insieme.

Questo processo include la diagnosi e la storia, portate a un punto di significato dalla Salute in entrambe le parti. È spesso curativo, come accade. Il principale reclamo è una porta d'ingresso in una storia di come la riserva funzionale nell'insieme sia stata compromessa. Le parti seguono un quadro più ampio; non lo guidano.

È così che è con i bambini...

I bambini possono davvero aiutarci a sciogliere la nostra convergenza. Ma dobbiamo incontrarli nel loro paesaggio.

E con adulti come i dottori Still, Sutherland, Wales, Becker, Day, Laughlin, Johnston, eccetera.

Letture consigliate:

Filosofia dell'Osteopatia, Andrew Taylor Still D.O è un piccolo libro; come vuole che pensiamo?

"Il Giro del Pesciolino" ... ultimo articolo in *Contributi del Pensiero,* William Garner Sutherland D.O.

Oxford English Dictionary, Unabridged ... vedi definizione di "imagination"

La vita spirituale dei bambini, Robert Coles

Sir Ken Robinson, YouTube.com, diversi video con grandi discussioni sui bambini e il pensiero divergente

BAMBINI COME UN UNICO

Abbiamo parlato di molte cose relative ai bambini che sono molto universali e belle ... c'è di più.

I bambini possono muovere le forze terapeutiche in una direzione che riflette una grande compassione che scorre attraverso di loro, senza alcun "addestramento" spirituale.

Sono santi naturali, o angeli, portando convalida a un cuore aperto.

Sembra che esplorando il loro mondo, si arrivi a una sensazione che ogni bambino veda universalmente tutti i bambini come un unico appendice della creazione.

Si può esplorare questo facilmente aggiungendo questa dimensione allo spazio del trattamento.

Inoltre, c'è uno spirito redentore in loro che permette al trattamento di andare ad altri bisognosi ... questo non è raro. La preghiera redentiva è praticata nella maggior parte delle tradizioni... è una preghiera fatta per gli altri, come il digiuno per gli altri o fare penitenza per gli altri. Gandhi era ben noto per questo tipo di "lavoro."

La Totalità del cuore di un bambino è oltre ciò che possiamo immaginare.

RESPIRAZIONE NEI BAMBINI E NEGLI ADULTI

La nostra percezione del respiro, come funzione nel campo craniale dell'osteopatia, è sempre stata che ci sono tre respiri fondamentali: la Respirazione Toracica o Secondaria, la Respirazione Primaria e il Respiro della Vita.

La respirazione toracica è un evento metabolico che inizia al concepimento e non è un evento meccanico ma piuttosto fisiologico. È molto più del diaframma, dei polmoni e delle costole. È fuoco metabolico intracellulare, ci riscalda e, come vedremo, ha potere terapeutico. Sutherland iniziò il suo percorso apprezzando molto di più la respirazione toracica di quanto comunemente insegniamo. La sua scelta del quarto ventricolo per un CV4 era dovuta al fatto che il suo obiettivo nel trattamento era portare il movimento della respirazione toracica a un neutro altamente raffinato, dove la respirazione era quasi ferma. Vedeva questo neutro della respirazione toracica come un indicatore primario che i fluidi, specialmente i linfatici, erano liberi di trovare l'omeostasi. Rileggere i suoi commenti è ispirante. Nei bambini abbiamo scoperto che la respirazione toracica ha una potenza terapeutica transmutativa.

La Respirazione Primaria è caratterizzata da un periodo di inspirazione e un periodo di espirazione (Sutherland). La Respirazione Primaria ha una varietà di ritmi. I ritmi comuni sono da due a tre cicli al minuto e 100 secondi per ciclo.

Nel ritmo di due-tre cicli al minuto, il periodo di inspirazione e il periodo di espirazione durano ciascuno un secondo... l'intero ciclo è di 24 secondi o due cicli e mezzo al minuto. Il ritmo della Lunga Marea è di 50 secondi per il periodo di espirazione e 50 secondi per il periodo di inspirazione, l'intero ciclo essendo di 100 secondi (Becker).

L'Impulso Ritmico Cranico non è considerato un ritmo perché è lo stesso della respirazione toracica ed è altamente variabile... è considerato da molti un ritmo non terapeutico. Questo punto di vista non è apprezzato da tutti e necessita della tua esplorazione personale per verificarne la validità.

Come ricorderai, durante i trattamenti negli adulti, la fase di inspirazione è prolungata e la fase di espirazione è silenziosa. Questo fenomeno dimostra che i ritmi non sono presenti mentre la trasmutazione è in corso. Quando il periodo di trattamento sta per finire, arriva un Punto di Quieto che annuncia l'arrivo di un nuovo neutro. Il punto di quieto è l'apice del periodo trasmutativo ed è seguito da un neutro a un livello più profondo rispetto al neutro iniziale. Anche il ritmo rallenta, così che il neutro iniziale spesso respira più velocemente del neutro al punto finale dopo che la trasmutazione si verifica.

Questo cambiamento verso un ritmo più lento indica una maggiore Totalità, un neutro più profondo che è più stabile e risultati terapeutici migliori.

Alla fine, arriviamo a un neutro senza ritmo ... solo una Quietudine Dinamica costante che aleggia nel fluido indefinitamente.

Il nostro primo esercizio pratico riguarda il riunire la Totalità della respirazione.

Quando un bambino subisce un intervento chirurgico, molto spesso separano la Respirazione Toracica dall'unico fulcro che condivideva precedentemente con "tutto il respiro." Il sintomo principale di questo è spesso un cambiamento percettivo nel bambino, una sensazione di distanza ... guardali negli occhi e vedrai che si sentono "persi," separati dalla Totalità; diventano confusi e "appiccicosi."

Spesso una semplice risincronizzazione della respirazione toracica, facilmente eseguibile, produce cambiamenti percettivi immediati e duraturi. Nella mia pratica, stavo trascurando questa facile diagnosi perché presumevo che la respirazione toracica e la Respirazione Primaria fossero funzioni separate, con potenze e fulcri separati ... questo non è vero nei bambini.

Ora mi chiedo quanti bambini autistici e percettivamente fragili stiano perdendo questo collegamento, e mi chiedo se stiamo trattando in modo troppo complesso in alcuni casi ... raccomando che nei bambini con difficoltà percettive, si esplori questo beneficio della risincronizzazione attraverso il diaframma, e si veda se risolve alcuni dei dilemmi che affrontiamo.

LA POTENZA E LA SOFFUSIONE DELLA ZONA B ATTRAVERSO LA RESPIRAZIONE TORACICA

Pratica

Nei bambini troverai, con un'attenta valutazione, che la respirazione toracica è una forza di guarigione potente quanto la respirazione primaria negli adulti...!

In una pratica possiamo rivisitare la respirazione toracica e la Zona B negli adulti ed esplorare questo terreno che è così diverso nei bambini e negli adulti.

RESPIRAZIONE TORACICA E RESPIRAZIONE PRIMARIA NEI BAMBINI

La respirazione toracica e la respirazione primaria iniziano al momento del concepimento o prima. Si muovono come un ramo di un albero—un fulcro, due ritmi.

Osserva le foglie e i rami di un albero nella brezza, e vedrai cosa intendo.

Quando i bambini hanno una lesione, lesionano come un tutto, e spesso questa relazione, questa unità della respirazione, rimane. Quindi controlliamo questo; speriamo che sia come dovrebbe essere.

Se i respiri sono separati, dovrebbero risincronizzarsi mentre l'intera Zona B diventa neutra. Questo può essere facilmente apprezzato. Quando la Respirazione Toracica entra in una profonda inspirazione (grande sospiro), anche la Respirazione Primaria fa una grande inspirazione. Questo aumento è automatico.

Se ciò non avviene quando la Respirazione Primaria si riequilibra e si espande, allora fai respirare il bambino nello stesso momento in cui la Marea si espande. Questo risincronizzerà il sistema. Se no, nota che è importante (questo principio è stato usato da Sutherland ed è chiamato aumento del respiro). Questo aiuta la Zona A e la Zona B a riunirsi come un unico movimento in cui A si trasmuta.

UNA BREVE DISCUSSIONE SULLA FONTANELLA ANTERIORE

Questa fontanella è straordinariamente interessante. Si trova sulla sutura sagittale centrale. La chiusura della fontanella richiede molti cambiamenti per essere completata.

È a forma di diamante, e gli angoli si chiudono prima dell'asse centrale delle fontanelle. Il diamante posteriore si chiude prima della porzione anteriore.

Dopo che il modellamento si ritira a tre giorni dalla nascita, il diamante dovrebbe essere simmetrico. Se non lo è, tratta il Corpo Fluido e osserva che la simmetria appaia... la chiusura precoce o l'asimmetria possono essere affrontate solo all'inizio.

Se si è meticolosi e si osserva attentamente, piccole distorsioni riflettono l'intero. La causa può essere ovunque, non solo localmente. Quindi trattiamo l'intero.

Dopo che il modellamento termina e la simmetria è ripristinata, i quattro recessi del diamante hanno la loro storia da raccontare... ognuno a un ritmo diverso. Ad esempio, anteriormente, l'angolo laterale tende a elevarsi sopra la fontanella, poi si ritira per essere sullo stesso piano della fontanella. Questo perché il cervello cresce rapidamente qui; il campo fluido si eleva mentre viene creato il nuovo strato interno. Una volta che il vecchio strato superficiale viene riassorbito, l'osso torna a sentirsi a livello con il tessuto. Questo accade solo all'inizio della crescita, e non quando la crescita delle ossa acquisisce slancio fisiologico. Quindi... non pensare che ci sia uno strain verticale superiore quando ciò accade!

Se guardiamo la vista laterale della testa del neonato, possiamo vedere una pendenza verso il basso nell'area davanti alla sutura coronale. Questo è il campo fluido della cintura durale anteriore. Spesso viene diagnosticato erroneamente come uno strain verticale inferiore. Come ho affermato sopra, man mano che i campi fluidi frontali si espandono, l'osso si ispessisce dall'esterno mentre lo strato interno viene riassorbito ... quando ciò accade nei primi mesi, sembra uno strain verticale superiore ... un'osservazione attenta ti dirà che è una crescita ossea, e che lo strato interno viene assorbito mentre lo strato esterno aumenta. La pendenza verso il basso scompare durante questo periodo e diminuisce man mano che l'area frontale cresce. Questo non restringe gli angoli laterali della fontanella. È così che possiamo essere sicuri delle nostre scoperte. La palpazione della cintura durale anteriore è possibile per diversi anni.

Mentre osserviamo il cambiamento della fontanella, ci sono cambiamenti in tutta la sutura sagittale centrale.

Lo sterno inferiore segue la fontanella anteriore ... si chiude dall'alto verso il basso ... questo può essere facilmente palpato e seguito insieme ai cambiamenti sopra ... una giuntura si sta chiudendo in tutto il corpo. Questo ci aiuta a essere consapevoli dell'attività salutare e a rilevare precocemente i cambiamenti nelle dinamiche di crescita, rendendo i trattamenti più efficaci e preventivi.

I lati laterali delle fontanelle si chiudono, poi la parte posteriore e infine la parte anteriore della fontanella. La chiusura della lambda avviene molto prima. Possiamo percepire una continuità lungo la linea mediana anteriore (non la giuntura): due frontali, due nasali, due piastre del vomere, due lati dell'osso ioide, due lati dello sterno dall'alto verso il basso (allo stesso tempo della fontanella anteriore), l'ombelico è spesso "aperto" per diversi mesi e si chiude entro il primo anno, e così via fino ai piedi. Uno studio su questo non è presente in alcun libro, ma puoi seguire i tuoi bambini e trovare queste verità utili. Anche i tessuti neurali e viscerali si stanno muovendo verso il centro.

Un'altra nota utile qui: se segui gli angoli laterali della fontanella in un neonato, arriverai alla sutura coronale, poi alla fontanella anteriore inferiore, quindi puoi andare anteriormente lungo la sutura zigomatica fino all'orbita e attraversare la fessura, tornare alla radice dello sfenoide, e direttamente sopra c'è la fontanella ... dandoti una sensazione dell'intera fossa cranica anteriore.

La linea verticale dal bregma alla punta della notocorda (giunzione dello sfenoide pre-post) è utilizzata per l'orientamento nel trattamento della sindrome di Down.

Nota: c'è una linea orizzontale dalla punta della notocorda alla fontanella anteriore inferiore.

Ci sono linee diagonali attraverso i bossoli fino alla punta della notocorda. C'è una linea diagonale dal lambda alla punta della notocorda.

Possiamo esplorare queste craniometrie e la giuntura sagittale in una pratica. Controlleremo la giuntura e condivideremo i nostri risultati. Poi tratteremo.

LA SUTURA SAGITTALE

L'idea delle giunture proviene dalle Fasi Biodinamiche e non appare in nessun altro libro. La parola "giuntura" è usata per indicare una piega che si verifica all'inizio del movimento dell'intero embrione, quando inizia a definire forma e spazi per la crescita. Vediamo questo all'inizio quando appare la "giuntura" tra le cavità toracica e addominale, con la discesa del diaframma/cuore/polmoni e la creazione del foregut. Le giunture precedono i segmenti e le funzioni. I segmenti sono orientati verso le notocorde mentre le giunture si formano mentre l'insieme si muove attorno a una linea mediana invisibile. Le giunture sono correlate alla Quietudine Dinamica della linea mediana centrale e si trattano facilmente a quel livello di potenza.

Le giunture dello sviluppo della testa e della regione cervicale superiore sono discusse nella Fase Cinque. Questa conoscenza è di grande aiuto nel trattare i bambini, e in particolare i bambini con sindrome di Down. Oggi, esamineremo la sutura sagittale centrale nell'intero paziente. La sindrome di Down sarà affrontata più tardi.

La sutura sagittale centrale nella testa del neonato crea lo spazio di orientamento per l'allineamento e la crescita degli strati che abbiamo esplorato in precedenza nel corso. Immagina una giuntura prima che ci sia qualsiasi cervello, dura madre, ossa, ecc. La giuntura appare in una casa funzionalmente vuota riempita di protoplasma. Man mano che il protoplasma diventa "qualcosa", si allinea con le giunture, che, credo, contengano il modello che si sta dispiegando e il ritmo di quel processo.

Per seguire questa linea di visualizzazione, segui la giuntura dalla sutura sagittale verso l'interno. Troverai i due lati della falce che si sviluppano lungo la giuntura e si muovono verso la giuntura mentre crescono verso l'interno dalla periferia.

Se andiamo più in profondità, troviamo la fessura centrale del cervello. Ancora una volta, questo appare prima del tessuto circostante e guida il dispiegamento verso di esso.

Se andiamo ancora più in profondità, arriviamo ai due nuclei talamici, il fulcro centrale del terzo ventricolo, e ai due lati del terzo ventricolo da cui emergono i due occhi e crescono nella regione orbitale.

La lamina terminalis e il chiasma ottico sono sulla giuntura.

La giuntura attraversa tutto il corpo come una sutura sagittale centrale. Un luogo di orientamento per le due metà del corpo.

Forse un luogo di continua origine di nuovo materiale cellulare.

Funziona come una sola giuntura e non è un effetto dei tessuti circostanti. Le lesioni si manifestano come un unico punto in tutto l'essere.

IL CESTO NAVAJO

La nostra ricerca sulla fontanella anteriore ci ha portato in molte direzioni.

Nessuna di queste direzioni includeva la lettura di libri.

Un compito era osservare i cambiamenti nella fontanella anteriore durante il primo anno di vita. Come cambia il modello della fontanella, e quando? ... Non sono stati usati libri. Abbiamo semplicemente osservato i nostri pazienti.

Ne discuteremo più tardi.

La mia famiglia ed io stavamo guidando attraverso l'area del Grand Canyon negli Stati Uniti quando ci siamo imbattuti in alcuni nativi americani Navajo. Stavano vendendo i loro manufatti. Un giovane Navajo, di circa 22 anni, ha visto mio figlio Sam e gli ha dato una pietra turchese da portare con sé per tutta la vita. Abbiamo iniziato a parlare.

Il mio compagno di viaggio era un Navajo che apprezzava la sua tradizione e l'insegnamento orale.

All'inizio, stava parlando della migrazione del suo popolo dalla Mongolia al sud- ovest del Nord America, un viaggio iniziato fino a 20.000 anni fa.

In 20.000 anni una cosa è rimasta immutabile ... l'insegnamento orale sulla vita e una mappa sacra verso la Totalità ...

Questo giovane gentile voleva parlare della storia che è intrecciata nel cesto Navajo.

Il cesto inizia con il buco in cima ... il punto morbido sulla testa di un bambino ... questo è il luogo dove l'amore, l'insegnamento e il potere della comunità passano nel bambino ... è la porta attraverso cui avviene l'"apprendimento" nel viaggio della vita. L'intreccio nel cesto si basa sul labirinto del viaggio della vita che tutti percorriamo ... a volte le nostre lezioni vengono apprese rapidamente e torniamo al centro attraverso un percorso più breve ... a volte la durata della lezione è più lunga, e ci vuole più tempo per tornare al centro e acquisire saggezza; così riporta l'immagine nell'intreccio.

Tornando al buco, al vuoto al centro, c'è una trasformazione della lezione in saggezza ... alcune lezioni richiedono una vita intera prima che il percorso di autoconoscenza porti a un ritorno a se stessi e all'amore e alla saggezza e al potere ... al vuoto del buco (fontanella anteriore).

Quando un bambino inizia a ridere dal centro, di solito dopo aver camminato per un po', allora inizia l'intreccio del viaggio della vita.

Quando il bambino inizia a ridere della vita, con la vita e di se stesso ... allora c'è una celebrazione nella tribù perché il bambino ha iniziato il viaggio ... il bambino riempie un cesto intrecciato di sale ... e quando i visitatori vengono a celebrare ... il bambino distribuisce sale dal cesto a ciascuna persona. Dare il cibo più prezioso e apprezzato, il sale ... celebrare dando il meglio che hai a coloro che vengono a festeggiare il tuo "compleanno" ... dare il meglio dal centro del cesto ... raggiungere e consegnarlo agli altri per trarne beneficio ... la carità inizia il cammino, è il primo passo.

La storia mi ha colpito profondamente ... soprattutto quando ha detto che le storie erano morte e stavano tornando, persino nelle scuole.

Mentre entrambi "sospiravamo," un grande silenzio riempì l'aria. Chiesi se potevo guardare da vicino un cesto.

Disse tristemente: "Non ce ne sono, c'è stata una siccità di 13 anni e i sicomori non stanno crescendo." Un'altra pausa piena di rispetto e riverenza per il Grande Spirito ... poi abbiamo parlato ancora un po'.

"Sai," disse ... "Ci vogliono molte ore e materiali per fare un cesto. Il design è la nostra storia. Al giorno d'oggi, le persone prendono il design e fanno cesti economici in Pakistan, poi li vendono come cesti Navajo per venti dollari." ... Una tristezza mi pervase ... aspettai che passasse ... lui era ancora ... lessi il suo silenzio come neutralità.

La storia mi ha aiutato molto a vedere che le mie lamentele

riguardo alle persone che rubano l'osteopatia e sminuiscono la nostra tradizione orale mi avevano fatto arrabbiare, e qui c'era un giovane che vedeva le sue perdite come volontà Divina ... Una vecchia ferita iniziò ad ammorbidirsi e a drenare ... l'incisione era indolore; una ferita che sembrava così profonda divenne parte della comunione con il tessitore della vita. La sua storia e il suo comportamento mi avevano guarito.

Il foro nella parte superiore del cesto (e della testa di un bambino) ... è lì affinché il tessitore possa modellare una vita che inizia con risate e carità ... il foro crea il cesto ... la sua forma e il suo significato.

Osservando i bambini mentre giocano, o durante il trattamento, potresti vedere un nastro di grazia che fluisce nel bambino e riempie il Deserto Neutro. Scorre attraverso la parte superiore ... proprio come racconta la storia Navajo.

Se non hai visto questo ... basta guardare ... lo vedrai.

NON È POSSIBILE TROVARE ALCUNA LESIONE ASSIALE NEL CRANIO

Le lesioni assiali sono lesioni che si verificano alla sincondrosi sfeno-basilare. L'idea, come sai, è che le lesioni siano modulate dalla membrana di tensione reciproca attorno o attraverso una linea mediana che attraversa l'articolazione della sinfisi sfeno-basilare. Le lesioni sono chiamate con nomi come flessione laterale, torsione, strain verticale, strain laterale, ecc. Sono parallele alle lesioni del corpo vertebrale.

Il movimento assiale è un modello obsoleto. C'è molto di più della biomeccanica in un sistema vivente. È un evento metabolico respiratorio e transmutante che percepiamo come movimento.

Il processo di lesione avviene nell'intera unità fisiologica, non solo nella struttura. Il fondamento della forma non è strutturale; è un evento fisiologico vivente che sostituisce costantemente il vecchio con il nuovo—se siamo Salute, cioè esprimiamo la capacità di essere neutri. La forma di qualcosa è la sua natura funzionale. Struttura è un termine inadeguato perché è statico, mentre la forma viene costantemente rinnovata.

Ciò significa che il vecchio deve essere trasformato e una nuova forma espressa ... questa è la base per la crescita e lo sviluppo nei bambini. Avviene così rapidamente che non c'è funzione che sia statica, cioè strutturale. Nel processo descritto sopra, la geometria e la posizione della funzione e della forma passano dal protoplasma ai campi metabolici tramite forze biodinamiche/biocinetiche che non sono organizzate dal sistema nervoso centrale ma da ciò che chiamiamo Corpo Fluido. Considera il fatto che il riposizionamento del tessuto è una funzione del neutro e del Corpo Fluido. Questo non significa che i muscoli spinali intrinseci non possano mantenere una lesione e, se de-facilitati, non possano "riposizionarsi" perché il tono muscolare è cambiato. Questo processo di lesione non è segmentale. Appare solo in questo modo. La causa è nell'intero organismo come unità. Questo include aberrazioni psicologiche e fisiologiche nel processo di lesione. Osteopatico è diverso da allopatico. La causa per noi non è locale.

Quando i campi fluidi si lesionano, il fluido si distorce. La distorsione non è riducibile senza un Neutro. Il fluido la trattiene e i tessuti assumono la forma.

Il rimodellamento della testa dopo la nascita; il movimento dei denti e la loro posizione, che inizia a sei settimane in utero e continua per tutta la vita; il rinnovamento del tessuto cicatriziale, che richiede che il vecchio sia trasmutato e la nuova forma appaia—questi sono tutti eventi metabolici, non strutturali.

La Zona B è il Corpo Fluido che si lesiona. A neutro, il Corpo Fluido è diretto verso il normale dalle forze terapeutiche della Salute.

"È il non-ancora nel presente, il sapore del frutto che non esiste ancora, appendendo il fiore sul ramo."

Laurens van der Post, Venture to the Interior, Harcourt, 1979.

IL GUSTO DEL FRUTTO

Presumiamo causa ed effetto, ma il ragionamento deduttivo nel trattamento non ha valore nel realizzare il tutto, che è già completo al concepimento. Quello che sta accadendo è che il tempo (la paura della morte dell'ego) vela l'eternità. Crediamo che l'eternità non sia qui... è là, e la Salute esiste in essa ed è trasparente ad essa.

Causa ed effetto, come riassumiamo clinicamente, è una lesione che proviene dal nostro ego e non dalla nostra Salute... è un'illusione. Trattiamo l'illusione, e l'illusione opera altrove.

Ciò che appare come il "non ancora" è pienamente qui ora. Il "non ancora" è il sapore del frutto che pende dal fiore sull'albero... la crescita procede dalla fine del futuro, nel presente dell'eternità. È fatto. Crediamo che sia lineare e sequenziale. Dov'è il potere e dov'è il tempismo? ... È il frutto che muove il tutto verso il conosciuto, non l'ignoto.

Guarda come analizzi te stesso e le tue caratteristiche ... e gli altri. Pensiamo di conoscere la "causa ed effetto" negli altri e in noi stessi. Tizio si comporta in quel modo a causa di ... ? Questa non è l'intera immagine. Riesci a sentire il sapore del frutto? Se no, ti farai sicuramente del male e farai del male agli altri credendo che la tua analisi sia corretta ... poi ti arrabbi e sei determinato a trattarla o a essere con il cuore spezzato ... Trova il sapore del frutto che sostiene il fiore ... vedilo in te stesso e negli altri, allora sentirai un mondo diverso ... come un bambino. Allora puoi lasciare che l'eternità passi attraverso di te, come fa con un bambino, e trasmetterai, non produrrai, amore. I bambini non si analizzano ... ma sentono il frutto e dal suo sapore sono gioia.

Gli adulti potano il frutto dai loro sensi, poi credono che qualcun altro abbia potato l'albero. Poi inventano un viaggio per far crescere il frutto... tutto questo è una lesione e un esaurimento e non sta accadendo. Il frutto è completamente presente. Che senso ha cercare di diventare ciò che è già accaduto? O trattare una lesione di un bambino piuttosto che assaporare il frutto e il prodotto finito nella sua Totalità?

Perché il Dr. Wales direbbe: "Quando la lesione acuta è scomparsa, inizia l'osteopatia, ed è allora che trattiamo il paziente"?

Meglio se scompare dalla nostra mente il prima possibile.

Pratico

Trova il sapore del frutto nel paziente,

senza deduzione...

aiuta i tuoi sensi a ricordare la fine del futuro,

che è il concepimento.

Il Sapore della Totalità

Il Movimento Costante Verso il Normale

Guarigione Redentiva e Bambini

BIODINAMICA DELL'OSTEOPATIA COLLANA

Questo volume fa parte di una collana di dodici libri dedicati alla Biodinamica dell'Osteopatia. Si raccomanda di leggere l'intera collana nell'ordine previsto, poiché ogni volume si basa sulla comprensione acquisita nei precedenti.

Si raccomanda inoltre di affidarsi a insegnanti e mentori esperti, affinché possano aiutarvi a fare esperienza della piena profondità delle informazioni qui presentate.

La collana completa comprende i seguenti volumi:

La Fase Uno riguarda il movimento involontario, presente sia nell'intero organismo sia nella lesione. Impariamo a sincronizzarci con la respirazione della Respirazione Primaria prima di intraprendere qualsiasi trattamento. Questa sincronizzazione è la chiave per lavorare con ritmi stabili senza irritare il sistema. Il principio della sincronizzazione con un aspetto sano del paziente permea l'intero programma di insegnamento. Tale sincronizzazione sposta la nostra consapevolezza a un diverso livello di ricettività, consentendoci di percepire la Respirazione Primaria anziché il campo della lesione e conducendoci, infine, a comprendere l'intenzione della Respirazione Primaria.

La Fase Due riguarda la comunicazione con le leggi naturali della guarigione che regolano l'attività a un ritmo di 2-3 cicli al minuto. Ci sincronizziamo con la respirazione della Respirazione Primaria e aggiungiamo anche la capacità di percepire il fulcro, la Quiete attraverso la quale la respirazione crea forma e funzione. Si tratta di un tipo di sincronizzazione diversa rispetto a quella della Fase Uno, che ci porta a una consapevolezza più profonda. Quando ciò avviene, il trattamento si esprime automaticamente. Il punto finale del trattamento, rispetto alla Fase Uno, rivela diverse differenze. Scopriamo che questo tipo di sincronizzazione lavora esclusivamente con il corpo fluido e che il risultato del trattamento è più completo rispetto a quando si lavora solo con i tessuti.

La Fase Tre è incentrata sulle attività della Marea Lunga (ciclo di 100 secondi). Esploriamo una forza terapeutica intrinseca già presente nel campo della lesione. Impariamo che il sistema durale non è composto da tre falci, ma da una serie di pieghe all'interno di un sacco, che si sviluppano durante la crescita e lo sviluppo. Scopriamo la relazione tra i sacchi durali superiore e inferiore, rendendoci conto dell'indipendenza di due tentori del cervelletto separati. Realizziamo che la zona D, l'orizzonte e il Filo (lungo il quale la Marea Lunga si muove nel suo corso terapeutico previsto) sono tutti collegati come leggi naturali appartenenti a questo livello della Respirazione Primaria.

La Fase Quattro si concentra sulla Linea Mediana, un luogo in cui le relazioni spaziali si esprimono nella loro totalità. Essa ci sincronizza e ci centra, rendendoci consapevoli della Zona D e della Quiete Dinamica. La Quiete del Terzo Livello, nella Fase Quattro, è diversa dalla Quiete delle altre Fasi: siamo centrati dalla Quiete che si trova al centro della creazione. La nostra intenzione viene sostituita dall'intenzione della Marea, che può favorire il nostro percorso spirituale.

Nella Fase Cinque, ci concentriamo sul viso. Avvicinandoci al viso, utilizziamo tutti i principi che abbiamo appreso nelle Fasi Uno, Due, Tre e Quattro. Lavoriamo con lo spostamento automatico e notiamo differenze rispetto ai vecchi modelli di osteopatia nel Campo Craniale. Sincronizzandoci con la presenza terapeutica della Marea

Lunga, esploriamo ciò che possiamo apprendere dal viso attraverso questa prospettiva. Lavoriamo anche con le Suture, la Quiete Dinamica e l'Ignizione.

La Fase Sei è la continuazione del nostro viaggio nella Totalità che genera la vita e trasmette forze terapeutiche in grado di trasmutare le lesioni una volta che il Neutro è espresso. È un insieme di attività incentrate sulla presenza esterna della Respirazione Primaria, intesa come forza non biologica dotata di una propria personalità. Continueremo inoltre a esplorare le suture e passeremo poi alle estremità, prima in termini embriologici e poi secondo l'insegnamento di Sutherland nella sua opera PowerPoints. La Fase Sei è il momento per costruire la tua comprensione della Marea e affinare le tue capacità.

La Fase Sette mette in evidenza la Salute. Il famoso commento del Dr. Still, "Trova la Salute; chiunque può trovare la malattia", ha tormentato molte menti nel corso dell'ultimo secolo.

Arriviamo a una visione chiara di diversi aspetti interiori della Salute: l'Amore ... la luce liquida ... e una matrice di diamante. Viene trattato un approccio per il paziente terminale e morente. Nella sensazione somatica della Marea che attraversa la Casa sotto il Mare, la nostra consapevolezza viene trasmutata dalla Salute. La lesione è vista come un atto precognitivo della Salute. La Respirazione Toracica, la Respirazione Primaria e l'Ignizione sono una cosa sola. Il paesaggio è vasto ... e i principi della guarigione sono ancora più sostanziali di quanto li avessimo sperimentati prima.

La Fase Otto è un'esplorazione più profonda delle Suture, dello Scambio Ritmico Bilanciato e della Fiamma dell'Intenzione come modalità terapeutica. La Fase Otto rappresenta il culmine della nostra consapevolezza della Totalità e ci conduce, infine, alla Presenza Divina, all'Amore Incondizionato e all'Unità. La Marea vivente domina la consapevolezza, mentre le forme si ritirano sullo sfondo. Il Respiro della Creazione viene percepito dentro di noi come il Centro della Totalità. Si percepisce il proprio dispiegarsi mentre si viene creati. La nostra coscienza è un dono; non ci appartiene e, se cerchiamo di controllarla, perdiamo la Totalità.

La Fase Nove è il momento in cui siamo in grado di valutare e trattare pienamente il Sistema Nervoso Centrale e l'Occhio. Affrontiamo inoltre il Fuoco e la modalità terapeutica dello Shakedown. La vera azione nasce dall'Amore e rende possibile la nostra percezione. Questo Amore è un annullamento di sé e, per sua stessa natura, ci permette di Servire come parte del Perfetto. La percezione può essere impiegata per Servire qualcosa di più grande di noi. Abbiamo cercato di entrare in quel punto di equilibrio tra il Perfetto e la Malattia... un punto in cui il tutto è sostenuto dall'Amore, mentre quest'ultimo opera per incarnare il Completo. In questo punto di equilibrio dell'universo risiede l'Intenzione della Marea, che segue il movimento della distorsione per ricondurla a una relazione Vera con il Progetto della Vita.

Pediatria Uno esplora il modo in cui i bambini crescono come un tutto e non per compartimenti, come talvolta si tende a credere. I bambini vivono nella Direzione della Facilità del movimento presente nei loro campi metabolici fluidi; in caso contrario, si sentono a disagio e necessitano di assistenza. Il tuo trattamento sostiene realmente l'Interezza, oppure presume semplicemente di farlo? Comprendiamo che i bambini non sono adulti e non possono essere trattati come tali. Affrontiamo la modalità terapeutica del Luogo d'Incontro, i periodi prenatale e postnatale, il trattamento del bacino durante la gravidanza, le malposizioni fetali e il parto.

Pediatria Due approfondisce la consapevolezza percettiva necessaria per avvicinarsi al trattamento dei bambini. Approfondiamo la nostra comprensione della Totalità, dei tre livelli di Quiete e del

Luogo d'Incontro. Affrontiamo il concetto di Neutro del Deserto, nel quale l'azione terapeutica passa nella sostanza neutra e si rivela come un mistero: il Respiro dell'Amore Divino si riversa come forza terapeutica su un paesaggio desertico notturno, colmandolo e senza lasciare alcun effetto visibile. Approfondiamo ulteriormente il trattamento del bacino c dell'utero durante la gravidanza. Esploriamo la Respirazione Toracica, la Respirazione Primaria nei bambini e il Cerchio Familiare.

Pediatria Tre prosegue lo studio del Flusso terapeutico dell'Attenzione. Approfondiamo la Quiete del Terzo Livello e il Luogo d'Incontro. Il Luogo d'Incontro è facilmente frainteso... il nostro osservatore deve essere così immobile e neutrale da poter osservare il processo mentre si svolge. Il Sistema Nervoso Centrale del bambino può finalmente essere affrontato ai fini della valutazione e del trattamento. Esploriamo la dentizione e la cosiddetta "testa bloccata". Utilizziamo la modalità terapeutica della Fiamma dell'Intenzione e la sua connessione con il Respiro della Vita. Tutto è trasparente al Respiro della Vita.

L'AUTORE

James Jealous, D.O. (1943–2021) è stato un medico osteopata, insegnante e autore. L'opera della sua vita è stata la fondazione e lo sviluppo della **Biodinamica dell'Osteopatia**, una metodologia originale da lui elaborata nell'ambito dell'osteopatia, in continuità con l'eredità del Dr. A.T. Still e del Dr. W.G. Sutherland.

Nato a Saco, nel Maine, crebbe a stretto contatto con l'osteopatia, poiché suo padre era un medico osteopata. Studiò presso il Kirksville College of Osteopathic Medicine nel Missouri (oggi A.T. Still University of Health Sciences), dove conseguì la laurea nel 1970. Successivamente aprì il proprio studio nel Maine rurale, esercitando come medico osteopata di assistenza primaria.

Con il passare degli anni, il Dr. Jealous riconobbe profondi parallelismi tra il lavoro dell'embriologo Dr. Erich Blechschmidt e quello del medico osteopata Dr. William Garner Sutherland. Da questa intuizione nacque il suo personale corpus di insegnamenti. All'inizio degli anni Novanta iniziò a tenere il corso "A Biodynamic View of Osteopathy in the Cranial Field", che, con il progressivo sviluppo della sua specifica metodologia, assunse il nome di "Biodynamics of Osteopathy".

Persona profondamente spirituale, si sentiva pienamente a casa nella natura ed era un appassionato pescatore ed escursionista.

Per ulteriori informazioni, visitare:
https://BiodynamicsOfOsteopathy.com

Vi è un vento che attraversa ogni cosa...
è il movimento della creazione,
il movimento eterno dell'Amore Divino.

www.ingramcontent.com/pod-product-compliance
Lightning Source LLC
LaVergne TN
LVHW070441061126
851858LV00010B/145